D. Nowak

Verdacht auf Berufskrankheit?

Von der Diagnose bis zum Gutachten –
darauf kommt es im Berufskrankheiten-Verfahren an!

3., vollständig überarbeitete Auflage

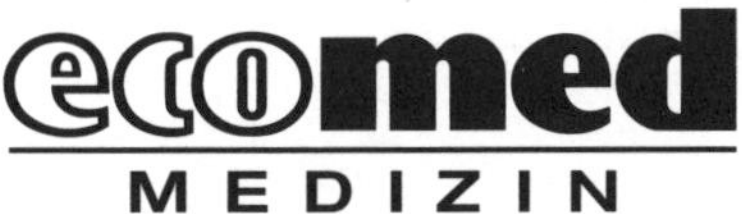

Prof. Dr. med. Dennis Nowak
Facharzt für Arbeitsmedizin, Internist / Lungen- und
Bronchialheilkunde, Allergologie, Umweltmedizin
Institut und Poliklinik für Arbeits-, Sozial- und Umweltmedizin
Klinikum der Universität München – Innenstadt –
Ziemssenstraße 1
80336 München

Anmerkung 1: Auch wenn der einfacheren Lesbarkeit halber durchgehend die männliche Form gewählt wird, sind stets alle Geschlechter gemeint.

Anmerkung 2: Im vorliegenden Bändchen ist immer vereinfachend von „Berufsgenossenschaft" die Rede, auch wenn es korrekt „Träger der gesetzlichen Unfallversicherung" heißen müsste. Es handelt sich nämlich um

- Träger der gewerblichen Berufsgenossenschaften
- Träger der landwirtschaftlichen Berufsgenossenschaften
- Unfallkassen des Bundes, der Bundesländer und der Kommunen

Anmerkung 3: Auch wenn formal vom „Versicherten" die Rede sein muss, spreche ich – aus ärztlicher Sicht – hier immer vom „Patienten".

Bibliografische Information der Deutschen Bibliothek

Die Deutsche Bibliothek verzeichnet diese Publikation in der Deutschen Nationalbibliografie; detaillierte bibliografische Daten sind im Internet über http://www.dnb.de abrufbar.

D. Nowak
Verdacht auf Berufskrankheit?
3., vollständig überarbeitete Auflage

E-Mail: kundenservice@ecomed-storck.de
Tel. 0 89/21 83-79 22, Telefax: 0 89/21 83-76 20, www.ecomed-storck.de

Satz: Fotosatz H. Buck, 84036 Kumhausen
Druck: Westermann Druck Zwickau GmbH, 08058 Zwickau
ISBN: 978-3-609-16518-9

Vorwort zur 3. Auflage

80 000 mal pro Jahr melden meist Ärzte, seltener auch einmal Unternehmer und Patienten den „begründeten Verdacht auf eine Berufskrankheit" an den Träger der gesetzlichen Unfallversicherung oder an den Staatlichen Gewerbearzt – oftmals sinnvoll, mitunter aber auch nicht, insgesamt aber leider zu selten! Dann setzt sich eine gewaltige Maschinerie der sogenannten Amtsermittlung in Gang: Sozialversicherungsdaten der Krankenversicherung, Expositionsermittlung, Gutachterauswahl, Begutachtung, Bescheidung, Widerspruchsverfahren, evtl. ein Sozialgerichtsverfahren – für den Arzt wie auch für den betroffenen Patienten oftmals ein Buch mit sieben Siegeln. Und das mit vielen Akteuren: Hier der Sachbearbeiter der Berufsgenossenschaft, da der Gutachter, hier der Hausarzt, da die Selbsthilfegruppe, hier der Anwalt, da der nächste Gutachter, hier der Sozialrichter, da die Witwe des gestorbenen Kollegen des Patienten, bei dem auch eine Berufskrankheit abgelehnt wurde, hier der Facharzt in der Reha, dort der Arzt beim Medizinischen Dienst der Krankenversicherung, GdB, GdS, MdE – auch wenn alles mit rechten Dingen zugeht (und das tut es meist), und wenn es zu 22 000 neuen Anerkennungen pro Jahr kommt, bleibt das Berufskrankheiten-Verfahren für den auf diesem Gebiet ungeübten Arzt wie auch für den Patienten ein primär meist schwer durchschaubarer hochkomplizierter Ablauf von Geschehnissen.

Auf der Grundlage langjähriger unabhängiger gutachterlicher Erfahrung auf dem Gebiet der Berufskrankheiten möchte ich Ärztinnen und Ärzten einen bewusst niedrigschwelligen Einstieg in die Berufskrankheiten und ins Berufskrankheiten-Verfahren bieten. Als ärztliche Zielgruppe meine ich nicht nur Kolleginnen und Kollegen, die am Beginn einer arbeitsmedizinischen Facharztweiterbildung stehen, sondern auch Hausärzte, die um Rat gefragt werden, oder (werdende) Fachärzte aller Disziplinen, die mit Berufskrankheiten auf ihrem Gebiet (noch) nicht viel anfangen können. Im Verschiebebahnhof der Kosten im Gesundheitswesen sind auch Ärzte und nichtärztliche Mitarbeiter aus den verschiedenen Zweigen der Sozialversicherungen mitunter gefordert, den Unfallversicherungsträgern Berufskrankheiten-Verfahren „anzuhängen" – teilweise berechtigt und erfolgversprechend, oftmals leider nicht, weil es beispielsweise an den zwingenden arbeitstechnischen Expositions- und medizinischen Voraussetzungen mangelt. Dann bringt ein solches Berufskrankheiten-Verfahren Verdruss, nicht zuletzt für den Patienten, der sich verschaukelt fühlt und nun, siehe oben, von seinem Hausarzt beraten werden will, was das Ganze sollte.

Das Sozialrecht der gesetzlichen Unfallversicherung ist natürlich viel zu kompliziert und vielschichtig, um in einer solch schmalen Einstiegslektüre umfassend und korrekt zusammengefasst werden zu können. Dem Juristen und auch dem spezialisierten Gutachter werden sich vielleicht an mancher Stelle die Haare sträuben wegen der vorgenommenen Vereinfachungen. Es geht aber hier ganz bewusst nicht um diejenigen komplizierten Spezial-Konstellationen, an denen sich Gutachter-Koryphäen und Sozialjuristen die Zähne ausbeißen.

Die Perspektive dieses Einstiegs-Büchleins ist auch bewusst nicht so sehr die professionell gutachterlich-neutrale, denn hierzu existiert genügend Literatur mit hinreichendem Tiefgang im Detail (siehe weiterführendes Literaturverzeichnis). Vielmehr soll der Arzt, an den sich dieses Büchlein wendet, die beim Patienten – oft unausgesprochen – vorhandenen Fragen ahnen und den Patienten in dessen Sinne beraten können. Wenn es dabei gelingt, das Interesse an fundierterer Beschäftigung mit gutachterlichen Fragestellungen zu wecken, umso besser.

Anders als bei einem „richtigen" gutachterlichen Handbuch wird im Text bewusst auf Zitate – etwa von Paragraphen oder wichtigen Gerichtsurteilen – weitgehend verzichtet, um die leichte Lesbarkeit zu gewährleisten. Der richtige Ort zum Lesen dieses Einstieges ist der Strandkorb, die Almhütte oder die Bahn. Nicht alles hier Gedruckte ist evidenzbasiert oder objektiv validierbar. Der Leser möge daher nicht alles auf die Goldwaage legen. Und: Wo ich mich kritisch äußere, möge sich niemand persönlich verletzt fühlen.

In die jetzt vorgelegte 3. Auflage sind nicht nur Verbesserungsvorschläge eingeflossen, sondern auch die Aktualisierungen der Liste der Berufskrankheiten vom August 2017 sowie aktuelle wissenschaftliche Empfehlungen zu bestehenden Berufskrankheiten bis Sommer 2018.

Für weitere Anregungen und Verbesserungsvorschläge bedanke ich mich bereits im Voraus!

Prof. Dr. med. Dennis Nowak

München, im September 2018

Danksagung

Ich danke den vielen Patientinnen und Patienten, die mein Erfahrungswissen auf dem Gebiet der Begutachtung von Berufskrankheiten erweitert haben. Ich versuche einen Teil dieses Erfahrungswissens zum Nutzen weiterer Patienten weiter- und in gewisser Weise zurückzugeben. Herr Prof. Dr. Drexler, Erlangen, Frau Dr. Ochmann, München, und Herr Dr. Wegner, Hamburg, sowie namhafte Sozialjuristen, die hier nicht genannt werden möchten, haben die Vorläufer-Versionen kritisch gegengelesen, ihnen gebührt besonderer Dank.

Inhaltsverzeichnis

1. Kann es eine Berufskrankheit sein?

1.1 Die Arbeit hat den Patienten krank gemacht – also ist es doch eine Berufskrankheit!?

Arbeit ist im günstigen Falle etwas Schönes – das wird oft erst dann klar, wenn man plötzlich viel Zeit hat, sie mit Arbeitslosigkeit zu vergleichen. Gute Arbeit in einem kreativen Umfeld, begleitet von Wertschätzung durch Vorgesetzte und Kollegen, mit einer ausgeglichenen Balance zwischen Einsatz und Belohnung, fördert die Gesundheit.

Aber Arbeit kann auch krank machen, Beispiele kennt jeder:

- der Leistungsdruck am Arbeitsplatz ist so hoch, dass der Blutdruck ungesund steigt und der Herzinfarkt droht oder eintrifft
- der Bildschirmarbeitsplatz ist ungünstig eingestellt (Bildschirm wie fast immer viel zu hoch), so dass üble Nackenverspannungen die Folge sind
- der Arbeitsplatzlärm von der Kreissäge hat zu einer Schwerhörigkeit geführt
- Mobbing durch die Kollegen am Band (Verschleppen von Montageteilen, Vorenthalten von Informationen) haben dazu geführt, dass Ihr Patient nur noch mit äußerstem Widerwillen und Angst zur Arbeit geht
- seit Einführung des neuen Reinigungsmittels sind die Hände völlig wund vom Putzen
- das Pollenasthma wird beim Abfüllen von Mehl immer etwas schlechter
- der Schreibtisch ist nicht elektrisch höhenverstellbar und die Kolleginnen haben viel bessere, und seit der Chef nun auch noch mit Zielvorgaben kommt, werden die Rückenschmerzen immer schlimmer
- seit Ihr Patient ins neue Großraumbüro umgezogen ist, hat schon ein Fünftel der Belegschaft trockene rote Augen, die Haut juckt, und viele müssen immerzu husten – vorher waren alle im Altbau mit Einzel- und Doppelbüros noch zufrieden und gesund
- und … und … und …

Die Liste von Arbeitseinflüssen, die sich ungünstig auf die Gesundheit auswirken können, lässt sich fast endlos fortsetzen. Und doch handelt es sich nur in einigen wenigen Fallkonstellationen um eine Situation, in der der Verdacht auf eine Berufskrankheit im rechtlichen Sinne besteht.

Wieso das? Weil es der Gesetzgeber so will. Der ziemlich umfassende Oberbegriff sind die arbeitsbedingten Erkrankungen. Hierunter lassen sich die allermeisten Konstellationen zusammenfassen, wie sich Arbeit ungünstig auf Gesundheit auswirkt, also alle oben genannten Beispiele.

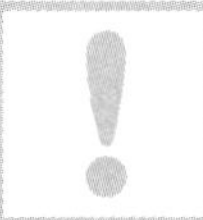

Beachte: Berufskrankheiten sind nur eine kleine, scharf umschriebene Teilmenge der arbeitsbedingten Erkrankungen!

Abbildung 1 kann das veranschaulichen.

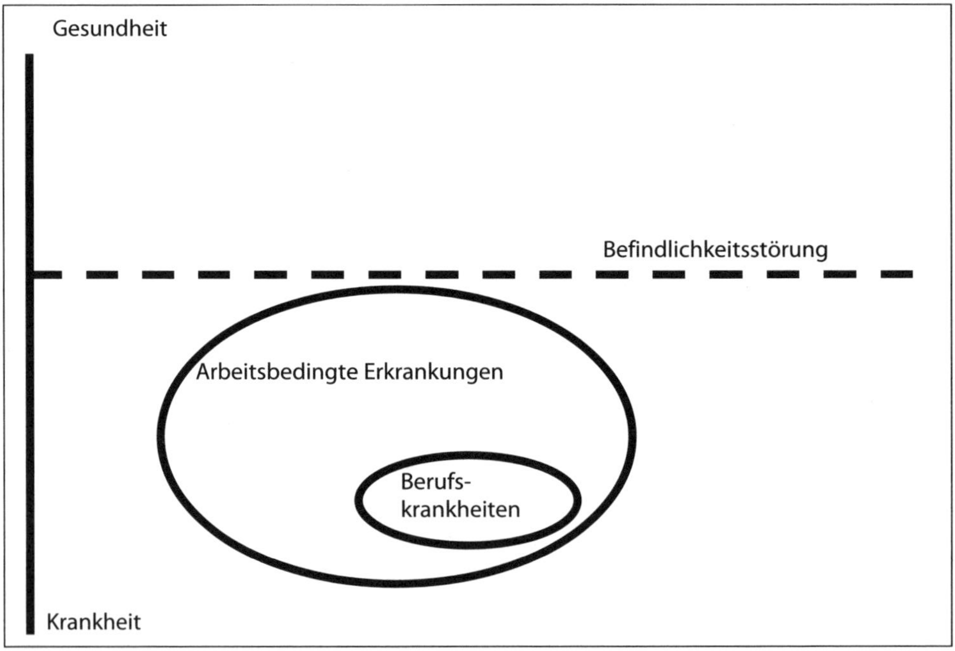

Gesundheit

Befindlichkeitsstörung

Arbeitsbedingte Erkrankungen

Berufs-
krankheiten

Krankheit

Abbildung 1: Berufskrankheiten als kleiner Ausschnitt der arbeitsbedingten Erkrankungen

Nur von der kleinen, umschriebenen und juristisch definierten Gruppe der Berufskrankheiten handelt dieses Einstiegsbüchlein.

Hinweis am Rande:
Die Berufsgenossenschaften sind für die Vorbeugung arbeitsbedingter Erkrankungen zuständig, aber nicht für deren Entschädigung. Eine Entschädigung ist vom Gesetzgeber nicht vorgesehen, es gibt also keine Rente für arbeitsbedingte Erkrankungen. Die Behandlungskosten für arbeitsbedingte Erkrankungen, die nicht Berufskrankheiten sind, übernehmen die Krankenkassen.

1.2 Was sind Berufskrankheiten?

Der Verordnungstext belehrt uns trocken:

„Berufskrankheiten sind Erkrankungen, die durch besondere Einwirkungen verursacht sind, denen bestimmte Personengruppen durch ihre versicherte Tätigkeit (d.h. durch ihre Arbeit) in erheblich höherem Maß ausgesetzt sind als die übrige Bevölkerung. Rechtlich handelt es sich um „Krankheiten, die die Bundesregierung durch Rechtsverordnung mit Zustimmung des Bundesrates als Berufskrankheiten bezeichnet und die Versicherte infolge einer den Versicherungsschutz nach §§ 2, 3 oder 6 begründenden Tätigkeit erleiden." (§ 9 Abs. 1 SGB VII).

Alles klar? Natürlich nicht. Also, zerlegen wir den Text:

Erkrankungen: Es muss sich um eindeutig medizinisch definierte Erkrankungen handeln, nicht um Symptome oder schlecht definierte Syndrome. Dies sei anhand von Beispielen veranschaulicht:

Symptom, Syndrom ohne Berufskrankheiten-Relevanz	**Erkrankung mit möglicher Berufskrankheiten-Relevanz**
Nackenverspannung Schulterschmerzen Rückenschmerzen ohne krankhaften Bandscheibenbefund Augenreizung Reizung der oberen Atemwege	Schwerhörigkeit Handekzem Bandscheibenbedingte Erkrankung der Lendenwirbelsäule Asthma, obstruktive Atemwegserkrankung

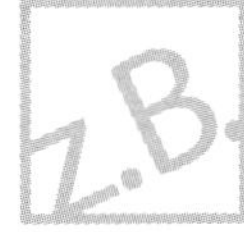

Besondere Einwirkungen: Dies bedeutet, dass ganz spezifische, vom Verordnungsgeber meist genau definierte Einwirkungen für die Erkrankung ursächlich sein müssen, also beispielsweise Feuchtarbeit (für Handekzeme), Backenzyme (für das Asthma), aber nicht unspezifisch „abgestandene Büroluft“ oder „ungünstige Körperhaltung“ und so weiter.

Bestimmte Personengruppen: Der gefährdete Personenkreis muss eingrenzbar sein. Allgemeine Büroarbeit, Arbeit mit Zugluft, „Stress “ und Ähnliches reicht zur Eingrenzung bestimmter Personengruppen nicht aus, weil diese Beschreibungen zu unspezifisch sind.

Versicherte Tätigkeit: Berufskrankheiten können nur bei versicherter Tätigkeit entstehen, also nicht bei selbständiger Tätigkeit ohne gesetzliche Unfallversicherung, nicht bei unversicherten Ehepartnern und nicht bei unversicherter Tätigkeit im Ausland. Bei Schwarzarbeit wird es schwierig.

Spezialfall Schwarzarbeit: „Schwarzarbeit leistet, wer Dienst- oder Werkleistungen erbringt oder ausführen lässt und dabei steuer-, sozialversicherungs- oder bestimmte gewerberechtliche Pflichten verletzt oder Sozialleistungen erhält, ohne seine auf Grund der Dienst- oder Werkleistungen ergebenden Mitteilungspflichten zu erfüllen“ – so sagt es das sogenannte Schwarzarbeitsgesetz. Wie ist es nun konkret mit dem Unfallversicherungsschutz bei Schwarzarbeit? Zunächst: Beschäftigte sind gemäß § 2 Abs. 1 Nr. 1 SGB VII gesetzlich unfallversichert. Dies gilt auch, wenn der Beschäftigte selbst Schwarzarbeit im o.a. Sinne leistet. Allerdings wird Schwarzarbeit überwiegend nicht im Rahmen eines abhängigen Beschäftigungsverhältnisses erbracht. In der deutlichen Mehrzahl der Fälle sind Schwarzarbeiter nicht Arbeitnehmer des Auftraggebers, sondern werden für diesen auf Grund eines Werk- oder unabhängigen Dienstvertrages tätig.

Beachte: Schwarzarbeit in Form einer selbständigen Tätigkeit steht jedoch regelmäßig nicht unter dem Schutz der gesetzlichen Unfallversicherung. Die hauptsächlich von Schwarzarbeit betroffenen Berufsgenossenschaften, insbesondere die des Baugewerbes, versichern selbständig Tätige (Unternehmer) nur auf Antrag gegen Arbeitsunfälle und Berufskrankheiten.

In erheblich höherem Maß als die übrige Bevölkerung: Die spezifische gesundheitsschädliche Einwirkung muss auf die gefährdete Personengruppe in erheblich höherem Maße einwirken als auf den Rest der Bevölkerung.

Hieraus wird deutlich, dass der Verordnungsgeber, also die Bundesregierung, bewusst eine ganze Reihe von Hürden eingebaut hat, bevor eine Krankheit als Berufskrankheit bezeichnet werden kann. Die Beratungen, was eine Berufskrankheit ist, erfolgen mit hohem Arbeitsaufwand und Engagement in einem unabhängigen ärztlichen Sachverständigenbeirat.

Beachte: Die Bundesregierung (und niemand sonst) legt fest, was eine Berufskrankheit ist und was nicht. Der Wortlaut ist exakt gewählt und nicht „dehnbar".

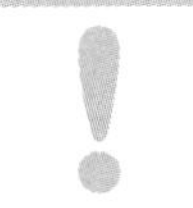

Berufskrankheiten stehen in Deutschland in einer Liste. Diese Liste ist etwas unsystematisch gegliedert, teilweise nach schädlichen Einflüssen, teilweise nach Krankheitsbildern. Jede Berufskrankheit hat eine Nummer.

Im Anhang 6.1 findet sich die Liste der Berufskrankheiten.

Zu vielen Berufskrankheiten gibt es eine wissenschaftliche Begründung und ein Merkblatt für den anzeigenden Arzt. Die Texte sind im Internet zu finden unter: www.baua.de → Angebote → Rechtstexte und technische Regeln → Berufskrankheiten. Für die neueren Berufskrankenheiten gibt es ausführliche wissenschaftliche Begründungen, jedoch keine Merkblätter mehr. Es lohnt sich, zumindest diese Texte zu studieren. Nicht alle Merkblätter sind auf dem neuesten Stand. Eine Aktualisierung erfolgt nicht. Wenn sich etwas als falsch herausstellt, werden „wissenschaftliche Stellungnahmen" auf www.baua.de an der vorstehend genannten Stelle publiziert.

Bezüglich Krankheiten, die noch nicht in die BK-Liste aufgenommen worden sind, bei denen aber der Ärztliche Sachverständigenbeirat „Berufskrankheiten" beim Arbeitsministerium die Aufnahme in die Liste der Berufskrankenheiten empfohlen hat, kann auf die entsprechenden wissenschaftlichen Empfehlungen als Informationsquelle zurückgegriffen werden. Sie sind im Internet an der selben genannten Stelle zu finden.

1.3 § 9 (2) SGB VII – Die „Öffnungsklausel" – das Schlupfloch?

Die Liste der Berufskrankheiten kann natürlich nie so frisch sein wie der heutige – tagesaktuelle – wissenschaftliche Erkenntnisstand. Daher hat der Gesetzgeber die Möglichkeit eröffnet, eine Erkrankung, die noch nicht in der Liste bezeichnet worden ist, wie eine Berufskrankheit anzuerkennen, sofern die Aufnahmekriterien für diese Erkrankung in die Liste der Berufskrankheiten nach neuen wissenschaftlichen Erkenntnissen gegeben sind (§ 9 Abs. 2 SGB VII, salopp „Öffnungsklausel"). Diese Ausnahme vom Listenprinzip ist stark von der herrschenden Auffassung der Fachwissenschaftler abhängig.

Beachte: Die Öffnungsklausel ist alles andere als ein „Schlupfloch für Einzelfälle, Minderheiten oder -meinungen".

Für die Anwendung von § 9 (2) SGB VII gelten absolut dieselben Voraussetzungen wie für die Definition der Berufskrankheit (siehe Abschnitt 1.2, Seite 15). Darüber hinaus müssen die Erkenntnisse eben neu sein. Was „neu" ist, ist aber auch schon juristisch definiert und lässt der Phantasie wenig Freiraum: Erkenntnisse sind als neu anzusehen,

- wenn sie bei der letzten Fassung der Berufskrankheiten-Liste noch nicht vorhanden waren,
- wenn sie zwar vorhanden, aber dem Verordnungsgeber noch nicht bekannt waren,
- wenn sie bekannt waren, aber sich mit weiteren, nachträglich gewonnenen Erkenntnissen zur „Berufskrankheiten-Reife" verdichtet haben, oder
- bekannt waren, aber nicht erkennbar geprüft worden sind.

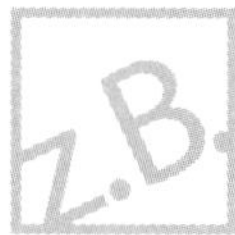

Beispiel

Musikerdystonie: Bis 2017 Anerkennung über § 9 Abs. 2 möglich. Im Juli 2017 als BK 2115 in BK-Liste übernommen.

Orientierung bietet der jeweils aktuellste Band „Erfahrungen mit der Anwendung von § 9 (2) SGB VII" der DGUV.

Nähere Informationen, welche Krankheiten sich im Vorprüfungs- oder Beratungsstadium möglicherweise auf dem Weg zur Berufskrankheiten-Reife befinden, sind unter http://www.bmas.de/DE/Themen/Soziale-Sicherung/Gesetzliche-Unfallversicherung/deraerztliche-sachverstaendigenbeirat-berufskrankheiten.html abrufbar. Darüber hinausgehende weitere Auskünfte erteilt im Einzelfall ggf. das Bundesministerium für Arbeit und Soziales, Referat IV a 4 Gesetzliche Unfallversicherung, Rochusstraße 1, 53123 Bonn.

1.4 Was sind keine Berufskrankheiten im juristischen Sinne?

Aus dem vorstehend Aufgeführten ergibt sich gewissermaßen spiegelbildlich, was keine Berufskrankheiten im juristischen Sinne sind. Trotzdem versuchen Patienten immer wieder, Krankheiten als Berufskrankheit anerkennen zu lassen, die schon an der Definition des Gesetzgebers, also an einer sehr frühen Hürde, scheitern. Nicht selten werden sie getrieben von nicht besonders gut informierten Hausärzten, die es gut meinen, und von Anwälten – oftmals auch unkritisch, wenn eine Rechtsschutzversicherung dahintersteht.

Also: Ein Berufskrankheiten-Verfahren wird absehbar ins Leere gehen, wenn

- die Exposition vielleicht qualitativ zu bejahen ist, aber quantitativ weit davon entfernt ist, kausalanalytisch in die Waagschale zu fallen,
- keine klar definierte Krankheit vorliegt, die in der Liste der Berufskrankheiten genannt ist,
- keine neuen wissenschaftlichen Erkenntnisse vorliegen, die eine Anwendung der Öffnungsklausel (siehe Abschnitt 1.3, Seite 18) erlauben,
- zahlreiche Beschwerden und Syndrome mit Arbeitsplatzbezug, aber ohne die strenge Berufskrankheiten-Definition bestehen (Beispiele: Sick-building-Syndrom, Multiple Chemikalien-Überempfindlichkeit, Burnout-Syndrom, …).

1.5 Wer meldet den Verdacht?

Jeder *Arzt und Zahnarzt* ist verpflichtet, den begründeten Verdacht auf eine Berufskrankheit dem Träger der gesetzlichen Unfallversicherung oder dem Staatlichen Gewerbearzt/Landesgewerbearzt zu melden. Wann dieser „begründete Verdacht" gegeben ist, kann der Arzt/Zahnarzt den wissenschaftlichen Begründungen, bei älteren Berufskrankheiten auch den amtlichen Merkblättern (siehe Abschnitt 1.2, Seite 15, unter www.baua.de) entnehmen. Die Verdachtsanzeige ist formalisiert, siehe z.B. http://www.dguv.de/medien/formtexte/aerzte/F_6000/F6000.pdf.

Beachte: Wenn Sie als fachlich auf dem anhängigen Gebiet spezialisierter Arzt bewusst nicht melden wollen, weil Sie keinen begründeten Verdacht einer Berufskrankheit sehen, erklären Sie dies dem Patienten. Lassen Sie sich nicht zu einer Anzeige drängen. Empfehlen Sie dem Patienten, eine zweite oder dritte fachärztliche Meinung einzuholen, und vermitteln Sie diesen Kontakt.

Der *Unternehmer* ist verpflichtet, bereits bei „Anhaltspunkten" für eine Berufskrankheit eine Meldung zu erstatten. Dies ist allerdings ein stumpfes Schwert, denn Unternehmer sehen diese Anhaltspunkte oft nicht, selbst wenn sie ziemlich offensichtlich sind. Auch die *Krankenkassen* bringen Berufskrankheiten-Verfahren in Gang – meist nach einem Prinzip der „Rasterfahndung" von Diagnosen und Berufsbezeichnungen. Mangels detaillierterer Arbeitsplatzkenntnisse über die Exposition ist es kein Wunder, dass diese Verfahren in der Mehrzahl ins Leere gehen. Bei den Patienten verbleibt Enttäuschung. Diese könnte vermieden werden, wenn arbeitsmedizinischer Sachverstand auf Seiten der Krankenkasse vor einer solchen Anzeige hinzugezogen würde. Oft würde schon ein Telefonat genügen, in dem die Expositionssituation abgeschätzt wird. Vereinzelt treffen Krankenkassen aber auch auf peinliche Melde-Versäumnisse der Ärzteschaft.

Schließlich kann der *Patient* selbst formlos eine Anzeige an den Träger der gesetzlichen Unfallversicherung oder an den Staatlichen Gewerbearzt/Landesgewerbearzt schicken. Die Adressen der einzelnen Unfallversicherungsträger finden sich im Internet unter www.dguv.de (Gesetzliche Unfallversicherungen), die der Staatlichen Gewerbeärzte/Landesgewerbeärzte unter den Homepages der Landesregierungen.

In besonders gelagerten Fällen kann es klug sein, vor einer Anzeige

- auf dem eigenen Fachgebiet gutachterlich erfahrene Kollegen zu befragen
  oder

- Rat an einer arbeitsmedizinischen Hochschulambulanz (unter www.dgaum.de → Arbeitsmedizin an deutschen Hochschulen) einzuholen. Einige Hochschulambulanzen bieten Beratung auf Krankenschein/Poliklinik-Überweisungsschein bzw. Versichertenkarte an, beispielsweise die des Verfassers unter arbalamb@med.uni-muenchen.de und Tel. (089) 4400-52260.

1.6 Muss der Patient die Tätigkeit aufgeben?

Langsam, sehr langsam, bitte in der Beratung Ihrer Patienten nichts überstürzen! Hier werden sehr viele Fehler gemacht. Einmal aufgegeben, ist es für Ihren Patienten oft schwer, wieder in Lohn und Brot zu kommen.

Wenn Sie den Patienten während des laufenden Berufskrankheiten-Verfahrens krankschreiben – sei es aus Gründen, die mit der vermuteten Berufskrankheit zusammenhängen oder aus anderen Gründen – überlegen Sie bitte, ob Sie die unterschiedlichen Expositionen (mit Arbeit versus ohne) nutzen können. Dies ist besonders wichtig bei Atemwegs- und bei Hautkrankheiten: Wie sieht die Lungenfunktion (Messung!) oder die Haut (Fotodokumentation!) nach Krankschreibung aus? Wie nach mehreren Arbeitswochen?

Es gibt neun Berufskrankheiten, bei denen die „Unterlassung der gefährdenden Tätigkeit" Voraussetzung für eine Anerkennung ist. Konkret sind dies
- Sehnenscheidenerkrankungen (BK 2101)
- Vibrationsbedingte Durchblutungsstörungen der Hände (BK 2104)
- Bandscheibenbedingte Erkrankungen der Hals- und Lendenwirbelsäule (BK 2108–2110)
- Obstruktive Atemwegserkrankungen (BK 4301 und 4302)
- Schwere und wiederholt rückfällige Hauterkrankungen (BK 5101)
- Erkrankungen durch Isocyanate (BK1315)

Dieser – medizinisch und juristisch nicht unumstrittene – „Unterlassungszwang" soll primär dazu dienen,
- leichtere Erkrankungsfälle von der Anerkennung einer Berufskrankheit auszuschließen, und
- eine weitere Gefährdung durch ungeschützte Weiterarbeit zu vermeiden sowie

- nur die (entschädigungsfähigen) bleibenden Folgen einer Berufskrankheit abzuschätzen.

Obwohl „nur" die neun genannten Berufskrankheiten-Tatbestände das versicherungsrechtliche Tatbestandsmerkmal „Unterlassungszwang" beinhalten, bezieht sich etwa die Hälfte aller Berufskrankheiten-Verdachtsanzeigen auf diese BK-Nummern. Bei diesen Krankheiten sind die Symptome in der Regel zeitlich eng mit den Expositionen verknüpft, so dass es bei Entfall der Einwirkungen vielfach – keineswegs immer – zu einer Verbesserung des Gesundheitszustandes kommt.

Beachte: Die mit dem Unterlassungszwang verfolgten Zwecke können mit anderen Regelungen (Präventionsmaßnahmen nach § 3 BKV) auch und teilweise sogar zielgenauer erreicht werden!

Von den jährlich ca. 20 000 beruflich bedingt Erkrankten bei den neun genannten Berufskrankheiten mit Unterlassungszwang können über 90 % ihre Tätigkeit nach individuellen Präventionsmaßnahmen (nach § 3 BKV) fortführen.

Im Berufskrankheiten-Verfahren haben die Versicherten einen Anspruch auf die Mitteilung, dass eine Anerkennung ggf. erfolgen würde, wenn die gefährdende Tätigkeit aufgegeben worden ist. Es bleibt also genügend Zeit, dies zu entscheiden – klugerweise nach ausführlicher fachärztlicher Beratung, nach Beratung durch die Berufshelfer der Berufsgenossenschaften und ggf. nach Beratung durch die Ärzte der Bundesagentur für Arbeit. Eine unnötige voreilige Tätigkeitsaufgabe ist oft eine unangenehme Einbahnstraße. Unterlassungszwang besteht auch dann, wenn die medizinischen Voraussetzungen vorliegen bzw. vorgelegen haben, die Arbeit aber aus anderen Gründen aufgegeben wurde.

1.7 Und wenn der Patient nicht mitmachen will? Muss er im Berufskrankheiten-Verfahren mitwirken?

Das Selbstbestimmungsrecht des Menschen ist ein sehr hohes Rechtsgut, also ist es auch im Berufskrankheiten-Verfahren geschützt.

Zunächst einmal muss der Patient akzeptieren, dass Sie als Arzt bei begründetem Verdacht auf eine Berufskrankheit die Anzeige erstatten – auch wenn er das nicht will. Die gesetzliche Meldepflicht steht in dieser speziellen Situation höher als die ärztliche Schweigepflicht. Warum? Weil ggf. eine weitere Schädigung vermieden werden soll, weil ihm evtl. gesetzliche Sozialleistungen zustehen und weil ggf. andere Personen in demselben oder vergleichbaren Betrieben vor vergleichbaren Einwirkungen auch geschützt werden sollen.

Nun gibt es hin und wieder die Situation, in der aus einer Berufskrankheiten-Verdachtsanzeige ungünstige Auswirkungen am Arbeitsplatz Ihres Patienten resultieren können – etwa wenn in einem kleinen Friseursalon oder in einer Kfz-Werkstatt eine vorgeschobene „betriebsbedingte Kündigung" droht, sobald Berufsgenossenschaft oder Gewerbeaufsicht ihren Beratungs-Besuch ankündigen. Einer späteren arbeitsgerichtlichen Überprüfung halten solche Kündigungen meist nicht stand, aber sie kosten erst einmal den Job und schaffen Ärger. Was also ist zu raten, wenn es beispielsweise nur noch darum geht, vom Arbeitgeber „unbehelligt" die Lehre abzuschließen?

Beachte: Ihr Patient kann im Berufskrankheiten-Verfahren der Kontaktaufnahme der Berufsgenossenschaft mit dem Arbeitgeber widersprechen.

Bei der Meldung müssen Sie dem Patienten mitteilen, was darin steht und wohin Sie diese schicken (üblicherweise händigen Sie eine Kopie aus und Sie können gleich auf der Meldung notieren, dass Ihr Patient ein Verfahren ablehnt). Oder Ihr Patient kontaktiert diesen Adressaten und bittet, nur mit ihm persönlich und nicht mit dem Arbeitgeber Kontakt aufzunehmen, wenn Ihr Patient Schwierigkeiten befürchtet. Gegebenenfalls muss Ihr Patient, wenn er nicht mitwirken will, dem Träger der gesetzlichen Unfallversicherung nach Beratung per Unterschrift bestätigen, dass ihm Sozialleistungen mangels Mitwirkung entgehen können. Ihr Patient sollte diesen Schritt also nur ausnahmsweise und nur dann gehen, wenn er wirklich gut beraten ist. Ein Patient kann seine Entscheidung zur „Nicht-Mitwirkung" später widerrufen.

1.8 Die Berufsgenossenschaft – Freund oder Feind des Patienten?

Vorab: Die Zuständigkeit der Berufsgenossenschaft (BG) ergibt sich regional und branchenspezifisch. Die Zuständigkeit der einzelnen Unfallversicherungsträger soll im Normalfall nicht die Sorge des Patienten sein. Ansprechpartner ist zunächst diejenige Berufsgenossenschaft, bei der der Patient zuletzt „gefährdend tätig" war. Näheres regeln die Berufsgenossenschaften untereinander.

Nun aber zur heißen Frage „Freund oder Feind des Patienten": Hier wird gern polarisiert – es macht vielen Freude, die Berufsgenossenschaften als „Rentenquetsche" darzustellen. Das kann im unschönen Einzelfall tatsächlich auch mal so sein, ist aber im Grundsatz und in der großen Mehrzahl der Fälle nicht korrekt und auch so pauschal nicht fair. Denn:

- Die Berufsgenossenschaften als Träger der gesetzlichen Unfallversicherung erfüllen einen gesetzlichen Auftrag, nämlich die „Ablösung der Unternehmerhaftpflicht". Im Klartext: Die Berufsgenossenschaften sind (seit Reichskanzler Otto von Bismarcks Zeiten) die Haftpflichtversicherung der Unternehmer gegen Wegeunfälle, Arbeitsunfälle und Berufskrankheiten. Die Beiträge zu den Berufsgenossenschaften werden ausschließlich von den Arbeitgebern bezahlt (Ausnahme mit steuerlicher Kofinanzierung: Landwirtschaftliche Berufsgenossenschaft).
- Um das Auftreten von Arbeitsunfällen und Berufskrankheiten zu verhindern, haben die Berufsgenossenschaften Interesse, dass der Arbeitsschutz verbessert wird. In diesem Punkt unterstützen sie somit die Seite der Arbeitnehmer.
- Berufsgenossenschaften sind Körperschaften des Öffentlichen Rechts. Sie haben eine Amtsermittlungspflicht. Ihr gesetzlich de-

finierter Auftrag bedeutet: Sie müssen also auch zu ihrem eigenen „Nachteil" – im Sinne einer Zahlungspflicht – ermitteln.

- Anerkennung von Berufskrankheiten und BK-Renten machen die Berufsgenossenschaften nicht „arm" – sie finanzieren sich sowieso über Beiträge der Unternehmer.
- Alle Tätigkeiten der Berufsgenossenschaften unterliegen der Aufsicht des Bundesversicherungsamts, sind also jederzeit und in voller Breite extern überprüfbar.
- Der Rentenausschuss der Berufsgenossenschaft, welcher über Anerkennung oder Ablehnung entscheidet, ist paritätisch zusammengesetzt (Arbeitgebervertreter, Arbeitnehmervertreter) – allerdings fehlt diesem Gremium arbeitsmedizinischer Sachverstand, es verlässt sich in aller Regel auf die Entscheidungsvorlage der Verwaltung.
- Jeder Rechtsakt einer Berufsgenossenschaft mit allen zugrundeliegenden Erwägungen ist jederzeit sozialgerichtlich überprüfbar – und diese Hürde ist niedrig, denn die erste Instanz im Sozialgerichtsverfahren ist für Ihren Patienten als Kläger kostenfrei. Es gelingt einzelnen Berufsgenossenschaften hin und wieder schon einmal, über eine Reihe von Jahren einen bizarren Kurs zu fahren, aber nicht wirklich dauerhaft.

Beachte: Im Rechtsstreit vor dem Sozialgericht ist die Berufsgenossenschaft Prozessgegner, es geht dem Gegner jetzt nicht mehr vorrangig um die Suche nach der Wahrheit, sondern darum, Recht zu bekommen. Umso wichtiger ist es, technische (Exposition!) und medizinische Fakten sauber zu dokumentieren!

Beachte: Die Berufsgenossenschaft ist die gesetzliche Haftpflichtversicherung der Unternehmer gegen Arbeitsunfälle und Berufskrankheiten. Wenn der Erkrankte Leistungen von der Berufsgenossenschaft beansprucht, ist die Berufsgenossenschaft zunächst „gegnerische Partei". Gleichwohl hat die Berufsgenossenschaft eine Amtsermittlungspflicht und muss auch zu ihrem Nachteil ermitteln. Dass dieses funktioniert, wird im Einzelfall durch die Instanzen der Sozialgerichtsbarkeit und generell durch das aufsichtsführende Ministerium sichergestellt.

Ihr Patient – der „Versicherte" – hat primär mit Sachbearbeitern der Berufsgenossenschaften zu tun. Dies sind Verwaltungsangestellte, Sozialversicherungsfachkräfte, auch Sozialjuristen, die primär keine besseren und keine schlechteren Menschen sind als wir alle. Aber auch diese Sachbearbeiter und ihre Vorgesetzten bringen in einem gewissen Ausmaß ihre persönlichen Voreinstellungen ein, und so trifft man auf restriktivere und großzügigere Menschen.

Beachte: Neben der vordergründigen Kernfrage „Berufskrankheit – ja oder nein?" werden andere, vielfach deutlich wichtigere Fragen oft aus den Augen verloren: Aufgabe der Berufsgenossenschaften ist nicht nur die Anerkennung und ggf. Entschädigung im Falle eingetretener Berufskrankheiten, sondern es geht vor allem auch um Präventionsleistungen! Daher soll eine ärztliche Anzeige auf Verdacht einer Berufskrankheit auch schon gestellt werden, wenn eine Berufskrankheit droht!

Individualmaßnahmen zur Vorbeugung von Berufskrankheiten, so genannte Paragraph-3-Maßnahmen, sind für den Patienten oft sehr wirksam. Diese Maßnahmen müssen gewährt werden, wenn eine Berufskrankheit droht bzw. die berufsbedingte Verschlimmerung einer anlagebedingten Erkrankung droht! Und zwar „mit allen geeigneten Mitteln", also sehr viel aufwändiger als in der Gesetzlichen Krankenversicherung, die nur für das „notwendige, ausreichende, zweckmäßige und wirtschaftliche Maß" aufkommt. Das kann bis zur Umschulung in einen anderen Beruf oder bis zum kompletten

Umbau eines Stalles gehen, also im Einzelfall durchaus fünf- bis sechsstellige Euro-Größenordnungen annehmen. Denken Sie also stets auch an Paragraph-3-Präventionsmaßnahmen!

1.9 Das A und O – Was besagt das Kausalitätsprinzip?

Für die Krankenversicherung, für die Arbeitslosenversicherung, für die Pflegeversicherung und für die Rentenversicherung ist es letztlich gleichgültig, *warum* jemand krank, arbeitslos, pflegebedürftig oder erwerbsgemindert/erwerbsunfähig ist.

Die Frage nach dem „*warum?*" ist aber die absolute Kern- und Schlüsselfrage im Berufskrankheitenrecht und – nebenbei bemerkt – auch im sozialen Entschädigungsrecht (z.B. Kriegsopferentschädigungsrecht).

Eben dieses Kausalitätsprinzip (Kausalität = Ursächlichkeit, *Warum*-Frage) besagt, dass die gesetzliche Unfallversicherung, also die Berufskrankheiten-Versicherung, also die Berufsgenossenschaft, nur dann zahlen und andere Leistungen (z.B. Reha, Umschulung) erbringen *darf*, wenn die Krankheit *ursächlich* auf die schädigenden Einwirkungen am Arbeitsplatz zurückzuführen ist. Die juristische Literatur über die Frage dieser Ursächlichkeit füllt Bände.

Grob vereinfacht gilt:

- Die alleinige *Möglichkeit* der Verursachung des Körperschadens durch berufliche Einwirkungen reicht niemals für eine Anerkennung aus.
- Die *Wahrscheinlichkeit* muss gegeben sein, d.h., es muss mehr dafür als dagegen sprechen (bei grob etwa hälftiger – sicher nicht unter einem Drittel – beruflicher Verursachungswahrscheinlichkeit kippt die Waage in Richtung Berufskrankheit).
- Die berufliche Ursache muss „*wesentlich teilursächlich*" sein. Das bedeutet: Die berufliche Ursache muss rechtlich wesentlich zur Erkrankung beigetragen haben. Andere Teilursachen können parallel dazu eine Rolle spielen, dürfen aber nicht so weit in den Vordergrund treten, dass die berufliche Teilursache ganz in den Hintergrund gedrängt wird.

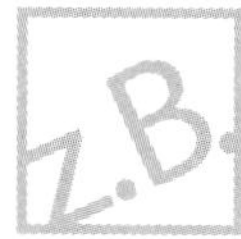

Beispiele:

1. *Auch ein Patient mit Hausstaubmilbenasthma kann ein Bäckerasthma bekommen, beides wäre teilursächlich.*
2. *Bei umfangreicher privater Rattenzucht und Rattenasthma trägt der seltene berufliche Umgang mit Ratten nur unwesentlich zur Erkrankung bei.*

Beachte: Berufskrankheiten sind keine „Ausschlussdiagnosen". Das bedeutet: Nur weil Sie Ihrem Patienten nicht im positiven Sinne sagen können, wovon die Krankheit (Nervenschädigung, Asthma, Krebs) kommt und ungünstige Einflüsse am Arbeitsplatz vorhanden sind oder waren, so heißt dies noch lange nicht automatisch, dass eine Berufskrankheit vorliegt!

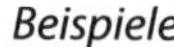

1.10 GdB, GdS, MdE – was bedeutet was?

Die „Minderung der Erwerbsfähigkeit" (MdE) im Berufskrankheitenrecht ist die prozentuale Erfassung des Verlustes der Fähigkeit, am Arbeitsmarkt Beschäftigung zu finden, bezogen auf den allgemeinen Arbeitsmarkt, unter Berücksichtigung der Ausbildung. Die individuelle Erwerbsfähigkeit vor dem Eintritt der Berufskrankheit wird gleich 100 % gesetzt. Bleibt eine andauernde Minderung der Erwerbsfähigkeit (MdE) von mindestens 20 Prozent durch einen Arbeitsunfall, einen Wegeunfall oder eine Berufskrankheit – die noch 26 Wochen nach dem Versicherungsfall besteht – zurück, so wird die gesetzliche Unfallrente, die BK- bzw. Verletztenrente, geleistet. Eine Ausnahme gilt bei Versicherungsfällen ab dem 1. Januar 2008 bei landwirtschaftlichen Unternehmern und ihren im Unternehmen mitarbeitenden Ehegatten oder Lebenspartner sowie nicht nur vorübergehend mitarbeitenden Familienangehörigen. Hier ist eine MdE von wenigstens 30 % Voraussetzung für einen Rentenanspruch.

Die MdE ist nicht (!) gleichbedeutend mit dem Grad der Behinderung (GdB) im Schwerbehindertenrecht. Die Auswirkungen von Behinderungen auf die Teilhabe am Leben in der Gesellschaft werden als GdB nach Zehnergraden abgestuft festgestellt. Analoges gilt für den Grad der Schädigungsfolgen (GdS), der im Sozialen Entschädigungsrecht verwendet wird.

In der folgenden Tabelle werden die gesetzlichen Sozialversicherungen hinsichtlich ihrer Ursachen-Zusammenhänge (Kausalitätsanforderungen) und Kenngrößen zusammengestellt. Es wird erkenntlich, dass die Kausalitätsbeurteilung das A und O, der spezifische Dreh- und Angelpunkt im Berufskrankheitenrecht (und Sozialen Entschädigungsrecht) ist.

Gesetzliches ...	**Ursachen-Zusammenhang (Kausalitätsanforderung)**	**Kenngröße**
Krankenversicherungsrecht	–	Arbeitsunfähigkeit (AU)
Unfallversicherungs-/ BK-Recht	+	Minderung der Erwerbsfähigkeit (MdE)
Rentenversicherungsrecht	–	Erwerbsminderung (Altfälle: Erwerbsunfähigkeit EU/Berufsunfähigkeit BU)
Soziales Entschädigungsrecht	+	Grad der Schädigungsfolgen (GdS), früher: Minderung der Erwerbsfähigkeit
Schwerbehindertenrecht	–	Grad der Behinderung (GdB)
Pflegeversicherungsrecht	–	Pflegegrade 1–5

Beachte: Es ist *nicht* zulässig, vom GdS oder dem GdB auf die MdE zu schließen, da andere Ursachen-Anforderungen und andere Bezugsgrößen zugrunde liegen!

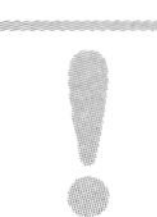

2. Der Gang durchs Berufskrankheiten-Verfahren

2.1 Die medizinische Vorgeschichte

Sobald die Berufsgenossenschaft eine Verdachtsmeldung erhält, beginnt sie mit ihren Ermittlungen. Hierzu gehört, dass der Patient die Ärzte benennt, bei denen er wegen der Erkrankung, um die es geht, in Behandlung war. Dieses Vorgehen ist durch das Sozialgesetzbuch abgedeckt und in Ordnung. Für den später begutachtenden Arzt ist es hilfreich, wenn alle Ärzte benannt werden – mitunter lässt sich (zugunsten des Patienten) der „Stichtag der Erkrankung" bei umfassender Kenntnis der medizinischen Vorgeschichte auf diese Weise auf einen früheren Punkt legen als beim „Blick durchs Schlüsselloch", also bei sehr restriktiver Datenübermittlung.

Hierzu gehört auch, dass die Berufsgenossenschaft sich Auszüge von den Krankenkassen besorgt. Auch dies ist in Ordnung, soweit es das Umfeld der Berufskrankheit betrifft. Die Krankenkassen halten es mit dem Sozialdatenschutz unterschiedlich streng – einige übermitteln (formal rechtswidrig) alle Vorerkrankungen, einige nur die Erkrankungen im allerengsten Zusammenhang mit der Berufskrankheiten-Fragestellung. Auch wenn diese eher restriktive Vorgehensweise die formal korrekte ist – der später gutachterlich tätige Arzt tut sich leichter, wenn er ein möglichst umfassendes Bild der gesamten medizinischen Vorgeschichte bekommt, da ihm auch Zusammenhänge auffallen, die der Sachbearbeiter mangels Medizinstudiums beim besten Willen nicht kennen kann.

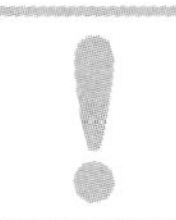

Beachte: Es gibt keine „automatische Kausalitätsvermutung" im Berufskrankheitenrecht. Es geht also um den Positivbeweis. Trägheit der Berufsgenossenschaft, Untätigkeit und ggf. Unkenntnis und Faulheit des Gutachters und des Patienten-Anwalts gehen zu Lasten des Patienten.

Beachte: Je umfassender und vollständiger die medizinische Datenübermittlung, umso treffsicherer wird die ärztlich-gutachterliche Einschätzung sein.

2.2 Die technischen Ermittlungen

Parallel zu den medizinischen Ermittlungen wird die Berufsgenossenschaft die Arbeitsvorgeschichte erheben: Der Patient muss dann meistens Tabellen ausfüllen, aus denen seine Arbeitsverhältnisse, die Arbeitgeber und die Tätigkeiten hervorgehen.

Beachte: Niemand weiß erst einmal besser als der Patient selbst, wann er mit welchen Materialien gearbeitet hat. Dies muss aber technischerseits überprüft werden. Die Tabellen sollten mit Sorgfalt und Mühe ausgefüllt werden! Der Patient soll auch angeben, womit in seiner Nachbarschaft (Arbeitsumfeld, Kollegen) gearbeitet wurde! Wie viel Mal pro Schicht und jeweils für wie viele Minuten, kumulativ also wie viele Stunden pro Tag wurde kniende Arbeit verrichtet? Wie viele Liter welchen Lösemittels wurden an wie viel Tagen im Jahr für welche Tätigkeit genau verwendet? Über welche Zeiträume? Wo waren die Absaugungen angebracht? Wichtig! Wenn der Patient Fotos von seinen Arbeitsplätzen hat, lassen Sie sie (natürlich nur mit Einverständnis der Patienten) der Berufsgenossenschaft zukommen. Es geht um die Wahrheit.

Ausgehend von diesen Tabellen, werden Techniker/Chemiker/Ingenieure der Berufsgenossenschaften die einzelnen Unternehmen anschreiben und nach weiteren Details fragen, Sicherheitsdatenblätter organisieren, Zubereitungen recherchieren und nach Möglichkeit die berufliche Belastung quantifizieren, d.h. nach Maß und Zahl abzuschätzen versuchen. (Die Abteilungen heißen „Präventionsdienst“ oder „Technischer Aufsichtsdienst“ oder ähnlich, manchmal – leider zu selten – werden andere Berufsgenossenschaften um Unterstützung gebeten.) Sofern erforderlich, wird der Patient von diesen Technikern selbst auch noch befragt, mitunter im Betrieb (oft mit

Betriebsrat, Firmenleitung, Betriebsarzt, Vorarbeiter/Schichtleiter, ggf. mit Ehemaligen), mitunter zuhause. Der Patient sollte sich gut vorbereiten, um die Ermittler bestmöglich mit technischen Details zu unterstützen. Das bedeutet, dass die Patienten sich vor Besuch des Technischen Aufsichtsdienstes über die quantitativen Aspekte der Exposition und Arbeitsschutzmaßnahmen (Absaugungen, Handschuhe etc.) Gedanken machen sollen.

Beachte: Der Patient ist der Experte für seinen Arbeitsplatz und für seine früheren Arbeitsplätze! Es sollten alle Informationen weitergegeben werden, auch diejenigen, die vielleicht unwichtig erscheinen.

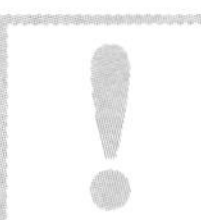

2.3 Die Berufsgenossenschaft schlägt drei Gutachter vor – welcher ist der Richtige?

Wenn medizinische und technische Vorgeschichte mehr oder weniger komplett zusammengestellt sind, gibt es verschiedene Möglichkeiten des weiteren Vorgehens. Mitunter scheint der Berufsgenossenschaft die Sachlage so klar, dass sie aufgrund dieser Unterlagen einen Ablehnungsbescheid erteilt. Dies geschieht meist nach interner Beratung durch so genannte Beratende Ärzte, also durch erfahrene Fachärzte, die ein Vertragsverhältnis mit der Berufsgenossenschaft haben und diese fachspezifisch beraten. Auch wenn dieses Vorgehen (ohne unabhängige externe Begutachtung) durchaus kritisch gesehen werden kann, ist es wohl meist formal korrekt: Wenn beispielsweise niemals eine Bleibelastung am Arbeitsplatz vorgelegen hat, dann kann auch keine Bleivergiftung daraus resultieren. Schlecht ist es, wenn zu eng mit einzelnen Berufsgenossenschaften „verbandelte" Ärzte zu restriktive Empfehlungen geben und dieses nicht im Widerspruchs- bzw. Sozialgerichtsverfahren überprüft wird.

In der Mehrzahl der Fälle wird die Berufsgenossenschaft aber drei Gutachter zur Auswahl vorschlagen. Von klug handelnden Berufsgenossenschaften (und das sind die allermeisten) werden vorzugsweise Gutachter beauftragt,

- die Fachärzte mit ausgewiesener Spezialerfahrung auf dem fraglichen Gebiet sind,
- die sich auf dem Gebiet laufend fortbilden und technisch auf dem neuesten Stand ausgestattet sind,
- die sich viel Zeit nehmen und Mühe geben mit der Aufarbeitung der Details des einzelnen Patienten,
- die das Gutachten in einigermaßen überschaubarer Zeit abliefern,
- deren Gutachten einer späteren Überprüfung im Sozialgerichtsverfahren erfahrungsgemäß standhalten.

Patienten können sich über die Gutachterlisten der Berufsgenossenschaften ein Bild verschaffen: Unter http://www.dguv.de/landesverbaende/de/, sind Gutachter mit ihren Details entsprechend den einzelnen Berufskrankheiten-Nummern transparent aufgelistet.

Kritisch muss ich aber auch feststellen, dass einige Berufsgenossenschaften die Anerkennungsquote durch gezielte Auswahl von Gutachtern steuern. Und einige Gutachter, die sich skeptisch zur Vorgehensweise einzelner Berufsgenossenschaften äußern, bekommen von diesen Berufsgenossenschaften keine Gutachtenaufträge mehr. Wenn es später zum Sozialgerichtsverfahren kommt, können diese Gutachter dann für die Sozialgerichte tätig werden.

Also, wenn die Möglichkeit besteht, sollte der Patient sich über die vorgeschlagenen Gutachter informieren:

Er kann Arbeitskollegen oder Bekannte, die bei den Gutachtern untersucht wurden, befragen:

- ob er die Akte genau kannte,
- ob er den Patienten hat ausreden lassen,
- ob er sich über die Arbeitssituation genau informiert hat,
- ob er Widersprüche zur Klärung an den Auftraggeber zurückverweist,
- ob er fehlende Unterlagen hat beschaffen lassen,
- ob er den Patienten sorgfältig untersucht hat,
- ob er (ggf.) Röntgenbilder und Funktionsbefunde selbst angeschaut hat,
- ob er dem Patienten oder Hausarzt auffällige Befunde gleich mitgeteilt hat,
- ob er Gelegenheit zum Fragen stellen gegeben hat,

- ob er sich genügend Zeit genommen und insgesamt Mühe gegeben hat.

Der Patient kann sich evtl. noch beim Sozialverband VdK oder bei der Gewerkschaft erkundigen. Mir schiene es hilfreich, dort die Kompetenz auf dem Gebiet der sozialmedizinischen Einschätzung von Berufskrankheiten-Verdachtsfällen zu verstärken.

Wenn der Patient einen Anwalt aufsucht, sollte er sorgfältig prüfen, ob dieser auf dem sehr speziellen Gebiet des Unfallversicherungsrechts hinreichend Expertise und Routine hat. Dies ist keineswegs immer der Fall.

Ob ein niedergelassener Doktor, ein Chef einer Berufsgenossenschaftlichen Klinik oder ein Professor an einer Uniklinik vorgeschlagen wird – überall darf der Patient sorgfältige, unvoreingenommene gutachterliche Arbeit erwarten und verlangen.

Mehr kann der Patient im Vorfeld eigentlich nicht tun.

2.4 Kann der Patient eigene Gutachtervorschläge einbringen?

Ja, das kann er tun. Dieser vorgeschlagene Gutachter sollte aber üblicherweise in der Liste der Landesverbände der Berufsgenossenschaften aufgeführt sein – dadurch ist einfach sichergestellt, dass die persönlichen und Praxis-Voraussetzungen für eine sachgerechte Begutachtung auf dem anhängigen Spezialgebiet gegeben sind.

Der Patient kann im Prinzip auch seinen behandelnden Facharzt (Orthopäden, Lungenarzt, Neurologen etc.) vorschlagen, wenn er die eben genannten Voraussetzungen erfüllt. Nach meiner persönlichen Erfahrung ist dies aber oft kein kluges Vorgehen, da zum behandelnden Arzt ein spezifisches Vertrauensverhältnis besteht und der behandelnde Arzt nicht immer so neutral und distanziert ist, dass er ein hochwertiges und im weiteren Verfahren „wasserdichtes" Gutachten abgeben kann. Von einem solchen Gutachten hat der Patient aber dann nicht viel, denn

- spätere Gutachter werden es beanstanden, weil das Gutachten nicht streng neutral ist, sondern eine (ärztlich immer verständliche) Tendenz „pro Patient" durchschimmert,

- das Vertrauensverhältnis zwischen Patient und behandelndem Arzt einen Knacks bekommt, wenn sein Gutachten einer kritischen Überprüfung durch Dritte nicht standhält.

Also ist es meist am besten, der Patient hält seinen behandelnden Arzt aus der Begutachtung heraus.

Aber wenn Sie dem Patienten „gute Gutachter" (siehe Abschnitt 2.3, Seite 33) nennen können, zögern Sie nicht, diese vorzuschlagen!

2.5 Was erwartet den Patienten beim Gutachter? Wie bereitet er sich vor?

Beim Gutachter erwartet den Patienten meist ein vorgeplantes, strukturiertes Programm an Befragung, Funktionsuntersuchungen, evtl. bildgebender Diagnostik (Röntgen, Computertomographie, Kernspin) und Abschlussgespräch.

Der Patient sollte am Untersuchungstag seine Medikamente so einnehmen, wie er sie immer einnimmt. Wenn im Einladungsschreiben steht, dass die Medikamente morgens weggelassen werden sollen, soll der Patient dies kurz mit seinem Hausarzt/Facharzt besprechen, ob das in Ordnung ist und sich auf den Rat des Arztes verlassen, der ihn behandelt. Und: Der Patient soll in jedem Fall dem Gutachter sagen, wann er welche Medikamente zuletzt eingenommen hat.

Wenn der Patient Schwierigkeiten mit der Anreise hat, soll er sich bei dem Sachbearbeiter seiner Berufsgenossenschaft wegen eines Taxis, einer Begleitperson oder einer Übernachtung, ggf. auch wegen eines Reisekostenvorschusses, melden.

Wenn der Patient das Gefühl hat, dass es ihm leichter fällt, wenn sein Partner oder ein Angehöriger mitkommt, kann er diese gerne mitnehmen. Wenn nicht medizinisch notwendig, muss er aber für die etwaigen Reisekosten selbst aufkommen.

Beachte: Am besten bereitet sich der Patient wie folgt vor:

- Details zur Krankheitsvorgeschichte noch einmal bedenken, chronologisch aufschreiben.
- Details zur Arbeitsvorgeschichte noch einmal bedenken, chronologisch aufschreiben. Eventuell Arbeitsplatzfotos und Arbeitsmaterialien/Werkstücke, die der Patient hat, mitbringen, damit der Arzt sich die Arbeitsplatzsituation besser vorstellen kann.
- Arztbriefe und Befunde, die der Patient zuhause hat, alle mitbringen.
- Röntgenbilder, Computertomographien, Kernspintomogramme etc. (als Originalbild oder als CD), die der Patient zuhause hat, alle mitbringen.

(Dieses alles entfällt natürlich, wenn der Patient die Unterlagen schon an die Berufsgenossenschaft geschickt hat, dann sind sie ja in der Akte, die dem Arzt vorliegt.)

- Aktuellen Therapieplan und Medikamentenpackungen mitbringen.

Es gibt eine Mitwirkungspflicht für nicht-invasive „Basisuntersuchungen". Invasive Eingriffe (z.B. Entnahme von Gewebeproben) allein aus gutachterlicher Indikation sind nicht mitwirkungspflichtig. Der Patient sollte aber wissen, dass eine nicht im Sinne des Vollbeweises gesicherte Diagnose keine hinreichende Grundlage für eine Berufskrankheiten-Anerkennung darstellt – Beweislosigkeit geht also zu seinen Lasten.

Jede medizinische Untersuchung muss begründbar sein, auch solche zum Ausschluss bzw. zur Abgrenzung „schicksalhafter" Ursachen. Der aktuelle Funktionsschaden muss qualifiziert objektiviert werden. Gegebenenfalls ist ein weiterer Untersuchungstermin notwendig, mitunter auch ein weiteres fachärztliches Zusatzgutachten.

Der Patient sollte gut ausgeruht ankommen und sich eine Pausenmahlzeit einpacken. Die Begutachtung ist oft anstrengend und kann sich hinziehen.

2.6 Der Arzt als Gutachter

Kurzer Perspektivenwechsel: Sie selbst als Arzt sind jetzt gutachterlich gefordert.

Fallgestaltung 1

Ihr Chef hat einen Gutachtenauftrag bekommen und reicht Ihnen die Akte weiter. Dann bleibt Ihr Chef Gutachter, da Gutachtenaufträge nicht übertragbar sind. Darum kann ein Gutachtenauftrag auch nicht an eine Klinik, sondern nur an eine natürliche Person gehen. Der Sachverständige (also Ihr Chef) kann Sie als *Hilfskraft* heranziehen und mit der Vorbereitung des Gutachtens beauftragen. Ihr Chef haftet für Fehler der Hilfskraft, die zu Fehlern im Gutachten führen, wie für eigene Fehler. (Zum Trost: Der etwas demütigend klingende Begriff der Hilfskraft bedeutet nicht, dass es sich um eine weniger qualifizierte Person handelt als es der formal beauftragte Sachverständige selbst ist!). Ein Gutachten des (beauftragten) Chefarztes ist *nicht* ordnungsgemäß erstattet, wenn es vom Oberarzt oder Assistenzarzt verfasst ist und der Chef lediglich – vielleicht gar nur nach flüchtigem Lesen der Zusammenfassung – „mitunterzeichnet".

Beachte: Damit die Beteiligung ärztlicher Mitarbeiter als „Hilfspersonen" nicht als Bruch der ärztlichen Schweigepflicht (§ 203 StGB) geahndet werden kann, ist das Einverständnis der Patienten sicherzustellen. Das wird besonders leicht bei Gutachten nach Aktenlage vergessen. Also: Unterschreiben lassen!

Fallgestaltung 2

Sie selbst sind Auftragsempfänger. Dann haben Sie zu prüfen, ob der Auftrag von Ihnen fachlich und apparativ erfüllt werden kann, ob Sie es in der erwarteten Zeit schaffen und ob ggf. Zusatzgutachten erforderlich sind. Wenn Letzteres der Fall ist, setzen Sie sich mit dem Auftraggeber bezüglich des weiteren Procedere in Verbindung, geben Sie keines selbst in Auftrag. Und beachten Sie vorstehenden Kasten!

Dünne Akte, dicke Akte

Ein Gutachtenauftrag besteht aus einem Anschreiben mit Fragestellungen (bzw. einem Verweis auf einen gerichtlichen Beweisbeschluss mit den Fragestellungen) und Aktenunterlagen. Eine dünne Akte ist keineswegs gleichbedeutend mit einer einfachen und eine dicke Akte keineswegs mit einer schwierigen Fragestellung des Auftraggebers. Lesen Sie zunächst den Auftrag *genau* durch. Sind Sie der richtige Gutachter für diese spezielle Fragestellung? Wenn nicht, bitte die Akte flott zurückschicken! Wenn ja, dann arbeiten Sie sich durch die Akte durch. Es empfiehlt sich, mit farbigen Markierungszetteln am Rand wichtige Seiten zu markieren: Die amtliche Expositionsermittlung (siehe Abschnitt 2.2, Seite 32) ist wichtig, oft ist sie fraktioniert, wenn nachgearbeitet wurde, mitunter wurde sie auch ganz vergessen. Aber ohne eine solche brauchen Sie den Patienten gar nicht zur Untersuchung einzuladen, „die Akte hat Heimweh zum Auftraggeber". Fachärztliche Befundberichte sind wichtig, Vorgutachten und Bescheide sind wichtig, kennzeichnen Sie sie jeweils mit unterschiedlichen Farben.

Gliederung

Jeder Gutachter hat sein Schema, nach dem er den Text seines Gutachtens nach Rubriken gliedert. Trennen Sie konsequent berichtende Teile von bewertenden Teilen. Mein „Mustergutachten" für eine pneumologische Fragestellung findet sich in Abschnitt 6.2 (Seite 126 ff.).

Berufskrankheiten-Akten der Berufsgenossenschaften wie auch der Gerichte sind nicht chronologisch geordnet, sondern die Blätter sind in der Reihenfolge des Posteingangs, nicht der Ereignisse abgeheftet. Sie enthalten auch medizinisch Unwichtiges, und Wichtiges wurde mitunter vorangehend übersehen. Also: Legen Sie während des Lesens der Akten einen Schreibblock oder eine elektronisch geführte Tabelle daneben und notieren Sie in die Rubriken die jeweils passenden Seitenzahlen. Beim Diktieren des Akteninhalts fällt es dann leichter, den Inhalt chronologisch darzustellen. Diktieren Sie wenigstens einen kurzen Auszug des Akteninhalts auch dann, wenn der Auftraggeber (meist das Gericht) bittet, davon abzusehen. Sie bekommen dann die Seiten nicht bezahlt, aber ohne Aktenauszug macht Ihr Gutachten wenig Sinn, beispielsweise wenn später etwas nachgefragt wird.

2.7 Sind Gutachter unfehlbar?

Der Patient darf zunächst davon ausgehen, dass Gutachter ihre Arbeit nach bestem Wissen und Gewissen verrichten und sich an den festgelegten und veröffentlichten medizinisch-wissenschaftlichen Leitlinien, Begutachtungsempfehlungen wie auch an den ethischen Leitlinien des Faches orientieren (siehe Literaturverzeichnis). Immerhin weiß jeder Gutachter, dass sein Gutachten jederzeit von anderen Fachleuten und von Gerichten überprüft werden kann, und kein Gutachter blamiert sich gern vor anderen.

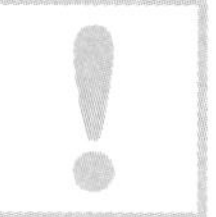

Beachte: Der Gutachter ist streng zur Neutralität verpflichtet. Er ist in seiner Eigenschaft als Gutachter nicht der Anwalt, nicht der Beistand, nicht der Fürsprecher des Patienten!

Aber natürlich ist niemand – und auch kein Gutachter – unfehlbar. Die häufigsten Fehlerquellen aus meiner Sicht sind:

- Kenntnismangel auf dem geforderten Spezialgebiet (vielleicht ist die Fragestellung doch spezieller und ausgefallener = ungewohnter als man zunächst dachte)
- **ungenügende Anamnese** (Unkenntnis der spezifischen Arbeitsplatzsituation, Zeitmangel)
- mangelhafte klinische Untersuchung, zu starkes Verlassen auf Technik
- mangelhafte Technik bei bildgebenden Untersuchungen
- mangelhafte Technik bei Funktionsuntersuchungen, fehlende Dokumentation der Therapie
- das Kausalitätsprinzip wird nicht bedacht
- Verfehlen des Gutachtenauftrags (nicht zielgenaue Beantwortung aller Fragen)
- fehlendes Querdenken (Stimmt die Exposition? Stimmt die Diagnose? Gibt es bei Nachbegutachtungen eine Art „Fehlerfortpflanzung"?)
- unpräzise Verwendung juristischer Termini

Fehler oder nicht – das ist oft nicht so einfach zu sagen. Vielmehr wird man öfter auf Meinungsunterschiede zwischen Gutachtern stoßen, auf Schattierungen in der Argumentation, die dann aber oft entscheidungserheblich sind. Gutachter sind nicht unfehlbar.

2.8 Der Gutachter hat den Patienten ja gar nicht gesehen – ist ein „Gutachten nach Aktenlage" in Ordnung?

Mitunter gibt die Berufsgenossenschaft ein Gutachten nach Aktenlage in Auftrag. Das geschieht vorrangig dann,

- wenn die entscheidungsrelevanten Fakten angeblich oder vermutlich (Vorsicht!) schon alle in der Akte stehen, d.h.,
- wenn sie davon ausgeht, dass durch eine zusätzliche ärztliche Erhebung der Vorgeschichte und Untersuchung keine zusätzlichen Erkenntnisse zu erwarten sind.

Ein weiterer Grund kann vorliegen,

- wenn die Anreise zum Gutachter für den Patienten sehr belastend wäre.

Außerdem ist ein Gutachten nach Aktenlage für den Auftraggeber immer preisgünstiger als ein Gutachten mit Befragung und Untersuchung.

Ein solches Vorgehen ist formal in Ordnung. Insbesondere wird es dann nicht zu kritischen Rückfragen durch den Patienten führen, wenn die Anerkennung einer Berufskrankheit resultiert. Wenn es aber zu einer Ablehnung kommt, sagen die Patienten oft „Der Gutachter hat mich ja gar nicht gesehen, ich konnte mit ihm ja gar nicht sprechen. Er kennt meine Situation ja gar nicht, wie kann er zu einer Ablehnungsempfehlung kommen?".

Daher empfehle ich, wenn immer möglich, bei reisefähigen Patienten Gutachten mit persönlicher Befragung und Untersuchung durchzuführen, auch wenn die „Aktenlage" vordergründig ziemlich klar zu sein scheint. Oftmals gelingt es im persönlichen Gespräch zwischen Gutachter und Patient, Fragen auszuräumen und Klarheit zu schaffen, gerade auch wenn aus dem Gutachten *keine* Empfehlung der Anerkennung einer Berufskrankheit folgt. Wenn der Patient nachvollziehen kann, warum Gutachter (und Berufsgenossenschaft) keine Anerkennung bejahen, und wenn er sieht, dass das in Einklang mit sämtlichen Empfehlungen steht, wird er sich (und den anderen Steuerzahlern) öfters auch den dann wenig Erfolg versprechenden, oft bereits a priori aussichtslosen Gang zum Sozialgericht ersparen.

In Einzelfällen kann der Gutachter bei Reiseunfähigkeit des Patienten die Krankheits- und Arbeitsvorgeschichte auch telefonisch erheben, auch mal einen Hausbesuch machen.

2.9 Was macht der Auftraggeber mit dem Gutachten? Muss er ihm folgen?

Wenn eine Berufsgenossenschaft Auftraggeber ist

Die *Sachbearbeiter* der Berufsgenossenschaft prüfen das Gutachten nach vorgegebenen formalen und inhaltlichen Kriterien. Wenn Unklarheiten oder Widersprüche bestehen oder wenn einzelne Fragen nicht schlüssig beantwortet sind, fragt die Berufsgenossenschaft beim Gutachter nach.

Die Berufsgenossenschaft kann das Gutachten ihren *Beratenden Ärzten* zur Kommentierung geben. Diese Beratenden Ärzte stehen in einem Vertragsverhältnis zur Berufsgenossenschaft und kümmern sich – grob gesagt – vordergründig darum, unschlüssige Stellen in Gutachten ausfindig zu machen, um ungerechtfertigte Anerkennungen zu vermeiden. Erfahrene, gestandene und selbstbewusste Beratende Ärzte werden aber stets auch Probleme in Gutachten ansprechen, die ungerechtfertigte Ablehnungen von Patientenansprüchen zur Folge haben könnten! Dies ist natürlich zum Schutz des Patienten sinnvoll und kann auch für die Berufsgenossenschaft vorbeugend sein, um keinen Prozess vor dem Sozialgericht zu verlieren. (Das Problem der Beratenden Ärzte sehe ich allerdings darin, dass ihr Tun für den Patienten nicht immer wirklich transparent ist und oft erst im Sozialgerichtsverfahren „ans Licht" kommt.)

Wenn nun bedeutende Fragen offen bleiben, kann die Berufsgenossenschaft von sich aus ein zweites Gutachten in Auftrag geben. Dies kann durchaus schon mal ein „Geschmäckle" haben, wenn dem Auftragnehmer des zweiten Gutachtens signalisiert wird, dass Zweifel am ersten Gutachten bestehen und eigentlich eine gegenteilige

Einschätzung erwartet wird. Ein wiederum erfahrener, gestandener, belesener und selbstbewusster zweiter Gutachter wird sich hingegen niemals von Erwartungshaltungen leiten lassen, sondern die Sache so einschätzen, wie er es nach bestem Wissen und Gewissen und dem Stand der Wissenschaft und der Leitlinien für richtig hält.

Von Bundesland zu Bundesland unterschiedlich, werden die Gutachten – meist mit einem Entscheidungsplan der Berufsgenossenschaft – den *Staatlichen Gewerbeärzten/Landesgewerbeärzten* vorgelegt. Dies sind die für den staatlichen Arbeitsschutz zuständigen Ärzte, meist sehr erfahrene Fachärzte, die oft einen „fünften Sinn" für „Sollbruchstellen" in Gutachten haben – die also oftmals den schwachen Punkt in der gutachterlichen Argumentation ausfindig machen. Der Gewerbearzt kann auch den Ball der Berufsgenossenschaft zurückspielen und vorschlagen, an dieser oder jener Stelle besser zu recherchieren. (Leider werden in vielen Bundesländern die Kapazitäten der Staatlichen Gewerbeärzte/Landesgewerbeärzte zurückgefahren, so dass dieses Regulativ oft ausfällt – durchaus leider auch zu Lasten der Patienten.)

Wenn der Gutachter die Berufsgenossenschaft bittet, dem behandelnden (Fach-)Arzt eine Kopie des Gutachtens zu übermitteln (mit Einverständniserklärung des Patienten), damit die Befunde beispielsweise für die Einleitung eines weiteren Behandlungsversuches weiterverwendet werden können, wird die Berufsgenossenschaft dieser Bitte folgen. Dieses Vorgehen ist bei komplizierten Fallkonstellationen sinnvoll. Wenn es „nur" um die Kontrolle auffälliger Laborwerte etc. geht, schreibt der Gutachter einen Kurzbrief an den Patienten oder Hausarzt (Letzteres wiederum mit Einverständniserklärung des Patienten). Der Patient selbst hat das Recht, das fertige Gutachten einzusehen. Der Gutachter darf jedoch das fertige Gutachten nur dem Auftraggeber übermitteln. Der Patient kann somit dort eine Kopie anfordern.

Wenn ein Gericht Auftraggeber ist

Richter können Rückfragen haben, die man präzise beantworten sollte. Reicht das Gutachten dem Richter nicht aus, wird er im Einzelfall einen weiteren Gutachter beauftragen. Dieser ist dann kein

„Obergutachter", sondern der Richter wird prüfen, welche Argumente überzeugender sind.

Beachte: Die Berufsgenossenschaft oder das Gericht müssen keineswegs dem Gutachten folgen, wenn sie gute Gründe sehen, von der gutachterlichen Empfehlung abzuweichen. Das müssen Sie Ihrem Patienten sagen. Nicht der Gutachter entscheidet über Anerkennung einer Berufskrankheit, sondern die Berufsgenossenschaft bzw. das Gericht.

2.10 Im Zweifel für den Angeklagten – also auch für den Patienten?

Im Strafrecht gilt „In dubio pro reo", also „Im Zweifel für den Angeklagten". Auch wenn es für Patienten nicht leicht zu fassen ist, weniger erfahrene Gutachter es auch nicht begreifen wollen und es einem guten Arzt, der stets das Beste für seine Patienten will, nicht leicht fällt zu akzeptieren:

Beachte: Im Berufskrankheitenrecht gibt es *kein* „Im Zweifel für den Patienten"! Die Beweislast trägt der Antragsteller.

Und dies gilt auf zweierlei Ebenen:

Erstens: Für die Bejahung einer Berufskrankheit muss der Vollbeweis des Krankheitsbildes gegeben sein. Das heißt, kein vernünftiger, die allgemeinen Lebensverhältnisse klar überschauender Mensch hat berechtigten Zweifel an der Diagnose. Wenn die Diagnose, etwa „Polyneuropathie" oder „Obstruktive Atemwegserkrankung" oder „Lungenkarzinom" nicht klar gesichert ist, kann keine Anerkennung ausgesprochen werden. Hier gehen Lücken in der Beweislast voll zu Lasten des Patienten.

Und *zweitens*: Erinnern Sie sich bitte an Abschnitt 1.9 (Seite 27) zurück: Das Kausalitätsprinzip (= Ursächlichkeitsprinzip) ist das A und O im Recht der gesetzlichen Unfallversicherung. Nur wenn mehr *für* als *gegen* einen Ursachenzusammenhang (zwischen beruflicher

Einwirkung und Krankheit) spricht, führt dies zur Anerkennung einer Berufskrankheit. Es gibt keinen Bonus für den Patienten. Wenn Exposition (qualitativ und quantitativ) sowie Krankheitsbild unstrittig sind, wird die Kausalitätsbeurteilung zur eigentlichen gutachterlich-intellektuellen Leistung. Die berufliche Ursache muss „rechtlich wesentliche Teilursache" sein. Sind berufliche und außerberufliche Bedingungen als wesentlich anzusehen, so ist die berufliche Einwirkung rechtlich wesentliche (Mit-)Ursache für den Gesamtbefund, der Anerkennung steht nichts im Wege! Wenn aber die außerberufliche („schicksalhafte", oftmals unbekannte) Ursache in den Vordergrund tritt, sprechen mehr Argumente gegen als für die Bejahung eines Ursachenzusammenhangs mit dem beruflichen Auslöser – in einem solchen Fall wird die Berufsgenossenschaft (und später ggf. auch das Sozialgericht) eine Ablehnung aussprechen müssen.

Eine Autopsie kann zu Gunsten (im Sinne der Sicherung einer Berufskrankheit), aber auch zu Lasten der Angehörigen gehen (etwa wenn eine Hinterbliebenenrente wegfällt, weil sich die zu Lebzeiten unterstellte Berufskrankheit nicht bestätigt). Ein erfahrener Arbeitsmediziner wird ahnen, in welche Richtung die Reise bei Zustimmung oder Verweigerung einer Autopsie geht …

3. Das Wichtigste über die häufigsten und über die neuen Berufskrankheiten

Hier soll kein Kurzlehrbuch der Berufskrankheiten aufgeführt werden, für weiterführende Literatur sei auf Literaturhinweise im Anhang verwiesen. Es geht hier vielmehr darum, bei den am häufigsten angezeigten sowie entschädigten Berufskrankheiten überhaupt und bei den häufigsten Krebserkrankungen (also für 80 % aller Anzeigen/Anerkennungen/Berufskrebserkrankungen) einige Hinweise zu geben, die für Patienten nützlich sein mögen. Außerdem werden die seit Juli 2009 (BK 1318, 2112, 4113, 4114, 4115), Januar 2015 (BK 1319, 2113, 2114, 5103) und Juli 2017 (BK 1320, 1321, 2115, 4104, 4113) gültigen neuen bzw. erweiterten Berufskrankheiten aufgeführt.

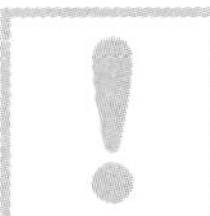

Beachte: Schauen Sie bei der Begutachtung stets in die aktuellen amtlichen Informationen des Bundesministeriums für Arbeit und Soziales zu den jeweiligen Berufskrankheiten, zu finden auf der Homepage der Bundesanstalt für Arbeitsschutz und Arbeitsmedizin unter https://www.baua.de/DE/Angebote/Rechtstexte-und-Technische-Regeln/Berufskrankheiten/Merkblaetter.html

Dort finden sich

- Merkblätter für die älteren Berufskrankheiten. Diese sind zwar nicht zum Zwecke der Begutachtung erarbeitet worden, sondern primär als Hinweise für den anzeigenden Arzt. Dennoch scheint es klug, sie zu kennen. In den folgenden Abschnitten wird auf diese Merkblätter in verkürzter Form direkt und teilweise wörtlich Bezug genommen; Ergänzungen und aktuelle gutachterliche Bezüge wurden vom Verfasser hinzugefügt. Diese Merkblätter werden nicht aktualisiert.
- wissenschaftliche Begründungen insbesondere zu allen neuen Berufskrankheiten. Diese enthalten nicht nur akademische Hintergrundinformationen, sondern sie müssen dem Gutachter konkret bekannt sein, insbesondere was die Expositionen und die Krankheitsbilder betrifft.

- wissenschaftliche Stellungnahmen. Diese sind insbesondere dann relevant, wenn Informationen in Merkblättern oder wissenschaftlichen Begründungen zu den jeweiligen Berufskrankheiten durch neue Erkenntnisse korrektur- oder ergänzungsbedürftig geworden sind.

Beachte: Gutachterlich sind – sofern verfügbar – Empfehlungen der wissenschaftlichen Fachgesellschaften und unabhängige Begutachtungsempfehlungen von hohem Wert, relevant ist der zum Zeitpunkt der Begutachtung aktuellste wissenschaftliche Kenntnisstand der internationalen Literatur. Sofern aktuelle, im Konsens der Fachgesellschaften erstellte Begutachtungsempfehlungen vorliegen, wurde hierauf Bezug genommen, ohne an dieser Stelle tief ins Detail zu gehen.

3.1 BK 1301 – Schleimhautveränderungen, Krebs oder andere Neubildungen der Harnwege durch aromatische Amine

Vorkommen und Gefahrenquellen

Beta-Naphthylamin, Benzidin, 4-Aminodiphenyl, 4-Chlor-o-Toluidin und o-Toluidin sind diejenigen aromatischen Amine, die Schleimhautveränderungen und Krebs der ableitenden Harnwege verursachen können.

Diese Stoffe kamen als Zwischenprodukte in der chemischen Industrie, vor allem in Betrieben der Farbstoffherstellung vor; auch in Holzbeizen, in Steinkohleteerprodukten wie Carbolineum und in der Gummiindustrie waren sie vorhanden. In bestimmten Laboratorien konnten sie eine Gefahrenquelle sein. Arbeiten mit dem fertigen Farbstoff und den gebrauchsfertigen Farben sind ungefährlich, falls nicht infolge Zersetzung oder Zerstörung aromatische Amine, die die betreffenden Krankheiten verursachen können, frei werden. Betroffene Berufsgruppen waren u.a. Maler, Straßenarbeiter, Zimmerleute, Dachdecker, Arbeiter in der chemischen und Gummiindustrie.

In den 1950er und 1960er Jahren enthielten auch Haarfarben aromatische Amine (teilweise sogar heute noch!), so dass auch Friseure exponiert waren. In Deutschland wurde die Verwendung von Steinkohleprodukten ab den 1970er Jahren, von Azofarbstoffen ab den 1980er Jahren minimiert.

Darüber hinaus sind Azofarbstoffe, aus denen kanzerogene aromatische Amine freigesetzt werden können, die Herstellung von Auramin und die Einwirkung permanenter Haarfärbemittel vor dem Jahr 1977 prinzipiell geeignet, im Sinne der Berufskrankheit 1301 Krebs der Harnwege zu verursachen.

Krankheitsbild

Harnblasenentzündung, Papillome, Nierenbeckenentzündungen, Krebs der ableitenden Harnwege (Nierenbecken, Harnleiter, Blase).

Hinweise zur Begutachtung

Die Erkrankungen können im Allgemeinen nach mehrjähriger, gelegentlich auch mehrmonatiger Exposition mit aromatischen Aminen entstehen; noch Jahrzehnte nach Aufgabe des gesundheitsgefährdenden Arbeitsplatzes können sie in Erscheinung treten. Ko-Expositionen im Sinne der BK 1321 sind zu prüfen. Rauchen ist konkurrierender Risikofaktor.

Wichtig ist die technisch lückenlose Aufarbeitung, welche aromatischen Amine in welchem Ausmaß über welchen Zeitraum zum Einsatz kamen. Damit steht und fällt die Anerkennung oder Ablehnung einer Berufskrankheit. Auch Vor-, Zwischen- und Zersetzungsprodukte sind zu ermitteln.

Seit vielen Jahren wird insbesondere von den Berufsgenossenschaften ein Dosismodell diskutiert, bei dem oberhalb bestimmter kumulativer (d.h. aufsummierter) Dosen das Blasenkrebsrisiko verdoppelt und eine Berufskrankheit anerkannt wird, unterhalb eine Berufskrankheit hingegen abzulehnen ist. Aus meiner Sicht enthält es Denk- und Konstruktionsfehler. Hier bedarf es eines wissenschaftlich fundierten Konsenses im Sinne von Begutachtungsempfehlungen.

3.2 BK 1303 – Erkrankungen durch Benzol, seine Homologe oder Styrol

Vorbemerkung

Unter der Nummer 1318 werden ab Juli 2009 neu gemeldete Erkrankungen des Blutes, des blutbildenden und des lymphatischen Systems durch Benzol geprüft und ggf. anerkannt und entschädigt. Siehe hierzu Abschnitt 3.5.

Vorkommen und Gefahrenquellen

Benzol: Bestandteil von Rohölen und daraus hergestelltem Benzin und Petroleum. Gewinnung durch Destillation von Steinkohlenteer in Kokereien und Gasanstalten. Früher verbreitetes Extraktions-, Entfettungs-, Reinigungs- und Lösemittel, Einsatz beim Lackieren im Tauch-, Streich- und Spritzverfahren, zur Lack- und Farbentfernung und zum Abbeizen, auch bei der Herstellung von Kunststoffen und Putzmitteln, als Lösemittel für Druckfarben und Gummi, zum Vulkanisieren, zum Kleben, z.B. von Schuhen und Booten, als Ausgangsmaterial für chemische Synthesen sowie in Brenn- und Treibstoffgemischen. Oft auch in Mitteln enthalten, deren Bezeichnung (Handelsname) nicht hierauf schließen lässt.

Styrol: Einsatz in der Polystyrol- und Polyesterherstellung sowie als Ausgangsstoff für die Produktion von synthetischem Gummi. Als Lösungsmittel findet sich Styrol z.B. bei Laminierungsverfahren.

Toluol: Verwendung in Lösemitteln und Lacken.

Reines Toluol und reines Xylol sind von geringerer Flüchtigkeit als Benzol und auch bei längerer Einwirkungszeit im Organismus weniger toxisch.

Krankheitsbild

Benzol: Früher Benzolrausch. Chronische Verminderung von Blutplättchen, weißen und roten Blutzellen, Leukämien. Seit einigen Jahren weiß man, dass auch Non-Hodgkin-Lymphome durch Benzol verursacht werden können.

Styrol: Pränarkotische Wirkung, Hautentfettung, Leberschädigung, Neurotoxizität.

Toluol: Pränarkotische Wirkung, Hautentfettung, Leberschädigung.

Hinweise zur Begutachtung

Die wesentlichen aktuellen Ausführungen zur giftigen und krebserzeugenden Wirkung von Benzol finden sich in der wissenschaftlichen Begründung zur Berufskrankheit 1318.

3.3 BK 1315 – Erkrankungen durch Isocyanate, die zur Unterlassung aller Tätigkeiten gezwungen haben, die für die Entstehung, die Verschlimmerung oder das Wiederaufleben der Krankheit ursächlich waren oder sein können

Vorkommen und Gefahrenquellen

Herstellung von Weich-, Hart-, Integral-, Isolier-Schaumstoffen und anderen Kunststoffen, Lacken und sonstigen Oberflächen-Beschichtungen, Vergussmassen, Elastomeren, Klebern, Härtern, Pharmazeutika, Pestiziden und anderen Erzeugnissen der chemischen Industrie. Hauptanwendungsbereiche: Kraftfahrzeug-, Flugzeug-, Metall-, Möbel- und holzverarbeitende Industrie, Baugewerbe, Bergbau (Gebirgsverfestigung), Gießereien, Textil- und Bekleidungsherstellung, Sportbahnbau. Wichtig: Isocyanat-haltige Aerosole, die beim Spritzlackieren von Lacken mit Isocyanathärter entstehen. Mit einer Gesundheitsgefährdung muss beim Verarbeiten von Isocyanat-haltigen 2-Komponenten-Reaktionssystemen gerechnet werden. Es gibt auch Isocyanat-haltige 1-Komponenten-Produkte, die mit dem Wasserdampf der Luft aushärten. Großflächig aufgetragen, können Isocyanate durch verdunstende Lösemittel mitgerissen werden. Epoxid-haltige und Alkydharz-Bindemittel werden gelegentlich mit Isocyanaten kombiniert. Das Erhitzen, Verschwelen und Verbrennen von Polyurethanen setzt verschiedene Isocyanate frei.

Wichtige Verbindungen: TDI = Diisocyanattoluol (= Toluylendiisocyanat; Toluoldiisocyanat; Methylphenylendiisocyanat), MDI = Diphenylmethan-Diisocyanat (= Methylendi-(phenylisocyanat)),

HDI = Hexamethylen-Diisocyanat, HMDI = Dicyclohexylmethan-4,4'-Diisocyanat, NDI = Naphthylen-Diisocyanat, IPDI = Isophoron-Diisocyanat, Phenylisocyanat, Methylisocyanat.

Krankheitsbild

Obstruktive Atemwegserkrankung (Asthma, auch ggf. COPD, chronisch obstruktive Atemwegserkrankung): Hustenreiz, asthmatische oder asthmaähnliche Atemnot mit trockenen, giemenden und pfeifenden Nebengeräuschen. Die Atembeschwerden verstärken sich bisweilen erst einige Stunden nach der Exposition. Lungenfunktion: Obstruktion, oft (aber nicht immer!) unspezifische Atemwegsempfindlichkeit erhöht.

Alveolitis (seltener): Fieber, Schüttelfrost, Luftnot, Druckgefühl im Brustbereich nach mehrstündiger beschwerdefreier Pause. Beim Abhorchen feinblasige Rasselgeräusche. Auf dem Röntgenbild Zeichen interstitieller/alveolärer Verschattungen. Lungenfunktion: Diffusionsschaden, Sauerstoffabfall unter Belastung, Restriktion.

Hauterkrankungen durch Isocyanate fallen unter die BK 5101.

Hinweise zur Begutachtung

Die Mehrzahl der Isocyanat-Asthmafälle ist nicht allergisch, sondern chemisch-irritativ bedingt. Also schließt der fehlende Nachweis von Isocyanat-IgE-Antikörpern ein Isocyanatasthma nicht aus. Auch kann die unspezifische Atemwegsempfindlichkeit normal sein (bei den meisten (Berufs-)Asthma-Fällen ist sie sonst erhöht). Bei der Diagnostik der Isocyanat-Alveolitis nach IgG-Antikörpern suchen. Erforderlichenfalls Provokationstestung mit Isocyanaten unter stationären Bedingungen in spezialisierten Einrichtungen.

3.4 BK 1317 – Polyneuropathie oder Enzephalopathie durch organische Lösungsmittel oder deren Gemische

Vorkommen und Gefahrenquellen

Toxische Polyneuropathien (Schädigungen der peripheren Nerven) oder Enzephalopathien (Hirnschädigungen) können durch die

Einwirkung nervenschädigender = neurotoxischer organischer Lösungsmittel entstehen. Hierzu zählen:

- Aliphatische Kohlenwasserstoffe: n-Hexan, n-Heptan
- Ketone: Butanon-2, 2-Hexanon
- Alkohole: Methanol, Ethanol, 2-Methoxyethanol
- Aromatische Kohlenwasserstoffe: Benzol, Toluol, Xylol, Styrol
- Chlorierte aliphatische Kohlenwasserstoffe: Dichlormethan, 1,1,1-Trichlorethan, Trichlorethen, Tetrachlorethen.

Solche neurotoxischen Lösungsmittel können in zahlreichen Produkten einzeln oder in Gemischen mit anderen Lösungsmitteln zur Anwendung kommen

- zum Reinigen und Entfetten in der Metall-, Textil- und Kunststoffindustrie
- als Lösungsmittel für Farben, Lacke, Klebstoffe, Holzschutzmittel, Gummilösungen und zum Abbeizen
- für zahlreiche chemische Reaktionen als Ausgangs- oder Zwischenprodukt oder als Lösungsvermittler.

Direkter Hautkontakt kann die Lösungsmittelaufnahme steigern.

Erhöhte Risiken bestehen bei folgenden Tätigkeiten: Abbeizen, Versiegeln, großflächiges Aufbringen von Klebstoffen oder Lacken und großflächiges Auftragen von Polyesterharzen. Im Allgemeinen sind langjährige und hohe Expositionen nötig, um Zusammenhänge mit unten stehenden Krankheitsbildern belegen zu können.

Besondere Risikoberufe: Bodenleger, Parkettleger, Handlaminierer, teilweise Tankreiniger, Säurebaumonteure.

Krankheitsbild

Polyneuropathie: Strumpf- bzw. handschuhförmige Gefühlsminderung bzw. Muskelschwäche, körperfern beginnend, teilweise mit Missempfindungen, die nachts zunehmen. Symmetrisch-distale, arm- und beinbetonte, sensible, motorische oder sensomotorische Ausfälle mit strumpf- bzw. handschuhförmiger Verteilung. In der neurologischen Untersuchung findet sich eine symmetrische Abschwächung des Vibrationsempfindens, der Lageempfindung, Oberflächenempfindung, Schmerzempfindung und Zweipunktdiskrimination. Im weiteren Verlauf werden Reflexabschwächungen oder Areflexie, Störungen der autonomen Nervenversorgung, Verminderung der sensiblen und motorischen Nervenleitgeschwindigkeiten, Zunahme von distalen Latenzen sowie neurogene Schädigungsmuster im Elektromyogramm nachweisbar. Abgrenzung zu Polyneuropathien anderer Genese (Diabetes, Alkohol etc.) ist oft schwierig.

Enzephalopathie: Diffuse Störungen der Hirnfunktion, Konzentrations- und Merkschwächen, Auffassungsschwierigkeiten, Denkstörungen, Persönlichkeitsveränderungen oft mit Antriebsarmut, Reizbarkeit und Affektstörungen.

Schweregrad I:
Erschöpfung, Ermüdbarkeit, Konzentrationsschwäche, Merkschwäche, allgemeine Antriebsminderung.

Schweregrad II A:
Ausgeprägte und dauerhafte Persönlichkeitsveränderungen, zunehmende Merk- und Konzentrationsschwäche, Stimmungsschwankungen mit depressivem Einschlag, Affektlabilität. Nachweis testpsychologischer Leistungsminderungen.

Schweregrad II B:
Zusätzlich zu den unter II A aufgeführten psychischen Störungen lassen sich leichte neurologische Befunde wie Tremor, Ataxie und andere Koordinationsstörungen nachweisen.

Schweregrad III:
Demenz mit ausgeprägten Intelligenz- und Gedächtnisstörungen, Nachweis hirnatrophischer Veränderungen bei kranialer Computertomographie oder Kernspintomographie. Schweregrad III wird bei schweren exogenen (Alkohole) und endogenen Intoxikationen beobachtet. Auch nach chronischer Lösungsmitteleinwirkung wurden Enzephalopathien mit Hirnatrophie beschrieben.

Hinweise zur Begutachtung

Biomonitoring-Befunde sind hilfreich, aber oft leider nicht vorhanden und auch nur während der Exposition sinnvoll. Beginn der Symptome in der Regel noch während der beruflichen Lösemittel-Belastung, eher seltenes Fortschreiten nach Belastungsende. Der psychopathologische Befund wird durch komplizierte und aufwändige psychologische Testverfahren objektiviert. Die Differenzialdiagnose erfordert viel Arbeit, d.h. andere Erkrankungen müssen abgegrenzt werden.

3.5 BK 1318 – Erkrankungen des Blutes, des blutbildenden und des lymphatischen Systems durch Benzol

Vorkommen und Gefahrenquellen

Siehe Abschnitt 3.2, Seite 50 (BK 1303, Benzol)

Krankheitsbild

- toxische Schädigungen (Knochenmarksdepression)
- Leukozytopenie (auch isolierte Verminderung einzelner Leukozytensubpopulationen, z.B. Lymphozytopenie, Granulozytopenie)
- Thrombozytopenie
- Panzytopenie (auch als Panmyelophthise bezeichnet)
- aplastische Anämie
- Krebsvorstufen (Präkanzerosen): myelodysplastische Syndrome
- bösartige Erkrankungen des blutbildenden und des lymphatischen Systems: Leukämien, Non-Hodgkin-Lymphome (NHL) und myeloproliferative Erkrankungen

Hinweise zur Begutachtung

Die wesentliche Erkenntnis ist zunächst, dass Benzol das breite Spektrum prämaligner (Vorstufen bösartiger Erkrankungen) und maligner (bösartiger) Erkrankungen des Blut- und Lymphsystems verursachen kann: Aplastische Anämie, myelodysplastische Syndrome, Leukämien, Non-Hodgkin-Lymphome, myeloproliferative Erkrankungen.

Für die Leukämie nach der WHO-Definition einschließlich chronisch-lymphatischer Leukämie (CLL), die aplastische Anämie und das myelodysplastische Syndrom (MDS) ist aus der Gesamtschau der Studien von einer Verursachungswahrscheinlichkeit über 50 % ab einem Bereich von 10 ppm-Benzoljahren auszugehen. Bei der Begutachtung wird der kumulativen (aufsummierten) Dosisabschätzung eine Schlüsselrolle zukommen. Man kommt dann zum Summenmaß von sogenannten „ppm-Jahren" (= ml/m³ x Jahre). Beispielsweise errechnet sich für einen Lackierer mit einer mittleren Belastung von 0,5 ml/m³ über 8 Stunden am Arbeitsplatz über einen Zeitraum von 20 Jahren eine kumulative Dosis von 10 ppm-Jahren. (Hierbei bleibt die Aufnahme von Benzol über die Haut zunächst unberücksichtigt.) Dies gilt nicht für die chronisch myeloische Leukämie. Für die Non-Hodgkin-Lymphome einschließlich des multiplen Myeloms und die myeloproliferativen Erkrankungen einschließlich der chronisch myeloischen Leukämie (CML) lässt die gegenwärtige epidemiologische Datenlage hingegen *keine* präzise Beschreibung des Dosis-Wirkungszusammenhangs zu. Für die Fälle wird in der wissenschaftlichen Begründung zu dieser Berufskrankheit ausführlich dargelegt, welcher Zeitraum in Verbindung mit welcher Belastungsintensität als hinreichend für die Bejahung einer Berufskrankheit angesehen wird. Bei der Begutachtung der BK 1318 wird der Gutachter sich mit diesem Text sehr genau befassen müssen. Die Deutsche Gesetzliche Unfallversicherung (DGUV, St. Augustin) hat eine „Clearingstelle Benzol" eingerichtet, die von den einzelnen Berufsgenossenschaften (leider selten) und auch von den Gerichten (zunehmend) um Rat gebeten wird, wenn es darum geht, Benzolbelastungen in der Dosis genau zu rekonstruieren.

3.6 BK 1319 – Larynxkarzinom durch intensive und mehrjährige Exposition gegenüber schwefelsäurehaltigen Aerosolen

Vorkommen und Gefahrenquellen

Schwefelsäure ist eine wichtige Massenchemikalie. Große Mengen werden zum Herstellen von Ethanol und Isopropanol, zum Beizen von Metallen und als Akkumulatorensäure für Bleiakkumulatoren benötigt. Darüber hinaus findet sie Verwendung in der Düngemittelindustrie bei der Herstellung mineralischer Düngemittel (Phosphataufschlussverfahren), in der Kunstseidenindustrie, bei der Reinigung von Ölen und Fetten, bei der Papierherstellung, in der Seifenindustrie und für eine Vielzahl von Prozessen in der Farbstoff-, Kunststoff- und Sprengmittelindustrie.

Industriezweige, in denen reine Schwefelsäure eine Rolle spielt: Schwefelsäureproduktion, Isopropanolproduktion, Seifen- und Lösungsmittelproduktion, synthetische Ethanolproduktion, Bleiakkumulatorenherstellung, Aufschließen von Erzen, Raffinierung von Kupfer und Zink.

Industriezweige, in denen Schwefelsäure und andere anorganische Säuren (Mischaerosole) eine Rolle spielen: Metalloberflächenbehandlung (z.B. Salpetersäure, Salzsäure, Phosphorsäure, Oxalsäure, Flusssäure

Krankheitsbild

Zwischen dem Auftreten von Larynxkarzinomen (Kehlkopfkarzinomen) und der Exposition gegenüber Schwefelsäureaerosolen oder schwefelsäurehaltigen Aerosolen von starken mineralischen Säuren besteht ein in mehreren Studien gesicherter ursächlicher Zusammenhang.

Hinweise zur Begutachtung

Zur Diagnosestellung, zur Feststellung von Funktionseinschränkungen und zur MdE-Bemessung können die Ausführungen zum Kehlkopfkarzinom aus der Falkensteiner Empfehlung (die sich auf die asbestbedingten Kehlkopfkarzinome bezieht), übertragen und herangezogen werden.

3.7 BK 1320 - Chronisch-myeloische oder chronisch-lymphatische Leukämie durch 1,3-Butadien bei Nachweis der Einwirkung einer kumulativen Dosis von mindestens 180 Butadien-Jahren (ppm x Jahre)

Vorkommen und Gefahrenquellen

Möglichkeiten der Exposition gegenüber 1,3-Butadien bestehen vor allem in der Herstellung und der Weiterverarbeitung von 1,3-Butadien. Die Herstellung erfolgte historisch auf Kohle-Karbidbasis, in den neuen Bundesländern bis 1992. Die Weiterverarbeitung spielt(e) eine Rolle in der Herstellung verschiedener Kautschuksorten (historisch und aktuell) wie z. B. Styrol-Butadien-Kautschuk (SBR), Polybutadien-Kautschuk (BR), Chloropren-Kautschuk (CR), Olefin-Kautschuk (EPM, EPDM), Butyl-Kautschuk (HR), Polyisopren-Kautschuk (IR) und Nitrilkautschuk (NBR), in der Herstellung von Methylmetacrylat-Butadien-Styrol (MBS) als Kunststoff sowie in der Herstellung von Tetrahydrophthalsäureanhydrid als Komponente von Weichmachern durch Addition von Maleinsäureanhydrid an 1,3-Butadien.

Krankheitsbild

Chronisch-myeloische oder chronisch-lymphatische Leukämie

Hinweise zur Begutachtung

Als besondere Personengruppe im Sinne dieser BK werden Beschäftigte angesehen, die einer kumulativen 1,3-Butadien-Dosis von mindestens 180 (ppm x Jahre) ausgesetzt waren.

3.8 BK 1321 - Schleimhautveränderungen, Krebs oder andere Neubildungen der Harnwege durch polyzyklische aromatische Kohlenwasserstoffe bei Nachweis der Einwirkung einer kumulativen Dosis von mindestens 80 Benzo(a)pyren-Jahren [(µg/m³) x Jahre]

Vorkommen und Gefahrenquellen

Polyzyklische aromatische Kohlenwasserstoffe (PAK) sind eine Gruppe von Substanzen mit drei bis sieben aromatischen Ringsystemen. Als Leitkomponente für die toxikologische Bewertung und die messtechnische Überwachung dient Benzo(a)pyren (BaP). Der folgenden Aufstellung sind Arbeitsplätze zu entnehmen, u.a. an denen in der Vergangenheit eine PAK-Einwirkung bestand:

Branche (alphabetisch)	**Tätigkeiten mit PAK-Einwirkung**
Abbruchbetriebe	Abbruch und Schneidbrennen von Metallteilen, die mit Steinkohlenteerpech beschichtet sind
Aluminiumindustrie	Verarbeitung von Steinkohlenteerpech in der Elektrographit-Herstellung und in der Söderberg-elektrolyse

Branche (alphabetisch)	Tätigkeiten mit PAK-Einwirkung
Bauindustrie	Abdichten von Fundamenten mit Steinkohlenteerpech
Bootsbauer	Abdichten mit Steinkohlenteerpech
Böttchereibetriebe	Abdichten mit Steinkohlenteerpech
Braunkohlenteer-Raffinerien	Destillation von Braunkohlenschwelteer
Braunkohlenschwelereien	Herstellung von Braunkohlenschwelteer
Brikettherstellung	Steinkohlenteerpech als Binder
Chemieindustrie	Herstellung von PAK-haltigen Beschichtungsstoffen
Dachpappenherstellung	Verarbeitung von Steinkohlenteerpech
Dachdeckerbetriebe	Verlegung und Abriss von Steinkohlenteerpech-haltigen Dachbahnen
Druckindustrie	Verarbeitung von PAK-haltigen Druckfarben
Elektrographitindustrie	Verarbeitung von Steinkohlenteerpech zur Elektrographitherstellung
Feuerfestindustrie	Herstellung von Steinkohlenteerpech-haltigen Feuerfeststeinen sowie Stopf- und Spritzmassen
Fischnetzherstellung	Herstellung von Netzen, die mit Steinkohlenteerpech imprägniert wurden
Gaserzeugung	Steinkohlenteer- und Teeröl als Beiprodukt, Einwirkung von Kokereirohgasen
Gießereiindustrie	Verarbeitung von Steinkohlenteerpech-haltigen Feuerfeststeinen sowie Stopf- und Spritzmassen, Pyrolyse von Kohlenstoff-haltigen Glanzbildnern
Gummiindustrie	Verarbeitung von Kokerölen; Überführung von Altreifen zu aromatischen Rohstoffen (Recycling)
Hafenbetriebe	Hafenumschlag von Steinkohlenteerpech
Holzimprägnierung	Imprägnierung mit Steinkohlenteeröl
Hüttenindustrie	Verarbeitung von Steinkohlenteerpech-haltigen Feuerfeststeinen sowie Stopf- und Spritzmassen

Branche (alphabetisch)	**Tätigkeiten mit PAK-Einwirkung**
Isolierbetriebe	Verarbeitung von Steinkohlenteerpech
Korkstein-herstellung	Verarbeitung von Steinkohlenteerpech
Lackierereien	Verarbeitung Steinkohlenteerpech-haltiger Beschichtungen
Metallindustrie	Verarbeitung von PAK-haltigen Kühlschmierstoffen
Mineralölraffinerien	Gewinnung von Kokerölen, Gewinnung von aromatischen Gemischen in Crackanlagen
Optische Industrie	Verarbeitung von Holzteer zum Einkitten von Linsenrohlingen
Parkett- und Holzpflasterverlegung	Verarbeitung von Steinkohlenteerpech-haltigen Klebern
Räuchereien	Einwirkung von PAK-haltigem Räucherrauch
Schornsteinfeger	Umgang von PAK-haltigem Kaminruß
Schuhmacher	Verarbeitung von Schusterpech
Siliciumcarbid-herstellung	Verarbeitung von Steinkohlenteerpech
Steinkohlenkokereien	Einwirkung von Kokereirohgasen auf der Ofendecke und der Ofenseite
Steinkohlenteer-Raffinerien	Umgang mit Steinkohlenteer und Steinkohlenteerpech
Straßenbau	Verarbeitung von Steinkohlenteerpech als Bindemittel
Textilindustrie	Verwendung von PAK-haltigen Spindelölen

Krankheitsbild

Harnblasenentzündung, Papillome, Nierenbeckenentzündungen, Krebs der ableitenden Harnwege (Nierenbecken, Harnleiter, Blase)

Hinweise zur Begutachtung

Rauchen ist konkurrierender Risikofaktor. Ko-Expositionen im Sinne der BK 1301 sind zu prüfen.

3.9 BK 2102 – Meniskusschäden nach mehrjährigen andauernden oder häufig wiederkehrenden, die Kniegelenke überdurchschnittlich belastenden Tätigkeiten

Vorkommen und Gefahrenquellen

Im Berufsleben muss mit einer überdurchschnittlichen Belastung der Kniegelenke, z.B. im Bergbau unter Tage, ferner bei Ofenmaurern, Fliesen- oder Parkettlegern, bei Rangierarbeitern, bei Berufssportlern, und bei Tätigkeiten unter besonders beengten Raumverhältnissen gerechnet werden. Eine überdurchschnittliche Belastung der Kniegelenke ist gebunden an eine

- Dauerzwangshaltung, insbesondere bei Belastungen durch Hocken oder Knien bei gleichzeitiger Kraftaufwendung oder
- häufig wiederkehrende erhebliche Bewegungsbeanspruchung, insbesondere Laufen oder Springen mit häufigen Knick-, Scher- oder Drehbewegungen auf grob unebener Unterlage.

Krankheitsbild

Oft unbemerkt, aber auch mit Schmerzen am Gelenkspalt innen oder außen, und späteren Funktionsstörungen. Eventuell plötzlich auftretender scharfer Schmerz mit Gelenksperre deutet auf eine Einklemmung hin. Eventuell Gelenkerguss.

Hinweise zur Begutachtung

Eine Reihe von Differenzialdiagnosen wie auch von außerberuflichen Ursachen ist zu berücksichtigen.

3.10 BK 2108 – Bandscheibenbedingte Erkrankungen der Lendenwirbelsäule durch langjähriges Heben oder Tragen schwerer Lasten oder durch langjährige Tätigkeiten in extremer Rumpfbeugehaltung, die zur Unterlassung aller Tätigkeiten gezwungen haben, die für die Entstehung, die Verschlimmerung oder das Wiederaufleben der Krankheit ursächlich waren oder sein können

Vorkommen und Gefahrenquellen

Unter den arbeitsbedingten Einwirkungen, die bandscheibenbedingte Erkrankungen der LWS wesentlich mitverursachen und verschlimmern können, sind fortgesetztes Heben oder Tragen schwerer Lasten oder häufiges Arbeiten in extremer Beugehaltung des Rumpfes wichtige Gefahrenquellen. Dabei sind als besondere Ausprägungen des Hebens oder Tragens von Lasten auch untrennbar damit zusammenhängende Lastenhandhabungen wie das Um- oder Absetzen, Halten, Ziehen oder Schieben schwerer Lasten sowie Schaufeln von Schüttgütern zu berücksichtigen. Dadurch entstehen dem Heben oder Tragen schwerer Lasten vergleichbare Belastungen der Lendenwirbelsäule. Derartige arbeitsbedingte Belastungen der LWS können vor allem im untertägigen Bergbau, bei Maurern, Steinsetzern, Stahlbetonbauern und Bauhelfern, bei Schauerleuten, Möbel-, Kohlen-, Fleisch- und anderen Lastenträgern, bei Landwirten, Fischern und Waldarbeitern sowie bei Beschäftigten in der Kranken-, Alten- und Behindertenpflege auftreten. Tätigkeiten mit vergleichbarem Belastungsprofil sind als Gefahrenquelle ebenfalls in Betracht zu ziehen. Bei vielen Tätigkeiten ist Heben oder Tragen mit Ziehen oder Schieben schwerer Lasten verbunden, z.B. in der Pflege oder bei Transportarbeiten. Eine zusätzliche Gefährdung geht von Arbeiten mit Heben und Tragen schwerer Lasten und Arbeiten in extremer Rumpfbeugehaltung aus, wenn sie in verdrehter Körperhaltung durchgeführt werden.

Krankheitsbild

Gefordert ist immer ein Schaden an Bandscheiben, der sich durch eine Höhenminderung zwischen den Wirbelkörpern im MRT oder im Computertomogramm darstellen lässt. Dieser Schaden kann mit verschiedenen Symptomen einhergehen:

Lokales Lumbalsyndrom: Chronisch rezidivierende Beschwerden in der Kreuz-Lendengegend mit Belastungs-, Entlastungs- sowie Hyperlordose-Kreuzschmerz (z.B. chronisch-rezidivierende Lumbago (= Hexenschuss), Segmentlockerungs- oder Facettensyndrom). Möglich ist auch eine pseudoradikuläre Schmerzausstrahlung in die Oberschenkelmuskulatur.

Mono- und polyradikuläre lumbale Wurzelreizsyndrome: Ein- oder beidseitig segmental ins Bein ausstrahlende, dem Verlauf des betroffenen Nerven folgende Schmerzen, meist in Verbindung mit Zeichen eines lokalen Lumbalsyndroms.

Weitere Leitsymptome sind insbesondere: ischialgieforme Fehlhaltung, segmentale Sensibilitätsstörungen, Reflexabweichungen, motorische Störungen, positives Lasègue-Zeichen.

Kaudasyndrom: Sonderform der polyradikulären lumbalen Wurzelsyndrome mit Reithosenanästhesie, Fehlen des Achillessehnenreflexes bei Schwäche der Wadenmuskeln, Schließmuskel-Insuffizienz von Blase und Mastdarm; auch Potenzstörungen kommen vor. Bei höherliegender Läsion: Fuß- und Zehenheberparese. Quadrizepsschwächen und Patellarsehnenreflexausfälle. In aller Regel handelt es sich beim bandscheibenbedingten Kaudakompressionssyndrom um ein akutes Ereignis.

Hinweise zur Begutachtung

Die Probleme der Begutachtung liegen sowohl im technischen wie auch im medizinischen Bereich:

Wichtig sind zunächst die *technischen* Ermittlungen: Für die Feststellung, ob eine arbeitsbedingte Belastung eine besondere Einwirkung im Sinne dieser Berufskrankheit darstellt, ist die so weit wie möglich standardisierte und detaillierte Erfassung der Tätigkeitsmerkmale aller Belastungsabschnitte in einer Arbeitsanamnese und die einheitliche Bewertung der o.g. Faktoren der manuellen Lastenhandhabung in ihrer Kombination erforderlich (Art, Häufigkeit und Dauer, allgemeine Ausführungsbedingungen sowie die Körperhaltung bei der Lastenhandhabung pro Schicht, Kombinationswirkungen mit Ganzkörperschwingung, Arbeitsschichten pro Jahr und im Arbeitsleben). Die erfassten Merkmale sind so exakt wie möglich im Ermittlungsbericht zu dokumentieren. Zur zusammenfassenden Bewertung der Wirbelsäulenbelastung können ergänzend kumulative (= aufsummierende) Dosismodelle unter Beachtung der jeweiligen Verfahrensvoraussetzungen und -einschränkungen genutzt werden. Bezüglich dieser Dosismodelle ist auf die neueste – kritische – Literatur zu achten, um keine Fehleinschätzungen schon im technischen Bereich vorzunehmen.

Im *medizinischen* Bereich liegen die Probleme wie folgt: Bandscheibenbedingte Erkrankungen der Lendenwirbelsäule kommen auch sehr häufig ohne berufliche Einwirkung vor. Differentialdiagnostisch sind bandscheibenbedingte Erkrankungen der Lendenwirbelsäule daher von einer Vielzahl konkurrierender vertebraler (wirbelbedingter) und extravertebraler (anderer) Ursachen abzugrenzen. Die Begutachtung orientiert sich zweckmäßigerweise am Konsenspapier von Bolm-Audorff, U. et al., Medizinische Beurteilungskriterien zu bandscheibenbedingten Berufskrankheiten der Lendenwirbelsäule (I): Konsensempfehlungen zur Zusammenhangsbegutachtung der auf Anregung des HVBG eingerichteten interdisziplinären Arbeitsgruppe, Trauma und Berufskrankheit (2005) 211–252, und (II): Trauma und Berufskrankheit (2005) 320–332.

Die genannten Konsensempfehlungen aus dem Jahre 2005 legten einheitliche Grundlagen für die medizinische Beurteilung der BK 2108. Sie behielten auch nach dem BSG-Urteil vom 30.10.2007 (Az. B 2 U 4/06 Re) ihre Gültigkeit. Eine medizinische Prüfung ist unterhalb des vom BSG vorgegebenen Grenzwertes (für Männer 12,5 Meganewtonstunden (MNh), für Frauen in analoger Anwendung des BSG-Urteils vom 30.10.2007 8,5 MNh) nicht erforderlich. Die Konsensempfehlungen können unmodifiziert angewendet werden, wenn die geschlechtsspezifischen Orientierungswerte nach dem Mainz-Dortmunder Dosismodell (für Männer 25 MNh, für Frauen 17 MNh, modifiziert berechnet nach den Vorgaben des BSG-Urteils vom 30.10.2007) zumindest annähernd erreicht werden. Konstitutionelle Besonderheiten sind zu berücksichtigen. Die Ergebnisse der Nachauswertung der Deutschen Wirbelsäulenstudie waren kein Anlass, neue medizinische Kriterien für die Zusammenhangsbeurteilung bei der BK 2108 abzuleiten.

3.11 BK 2112 – Gonarthrose durch eine Tätigkeit im Knien oder vergleichbare Kniebelastung mit einer kumulativen Einwirkungsdauer während des Arbeitslebens von mindestens 13 000 Stunden und einer Mindesteinwirkungsdauer von insgesamt einer Stunde pro Schicht

Vorkommen und Gefahrenquellen

Tätigkeiten im Knien, bei denen der Körper durch das Knie und die Vorderseite der Unterschenkel abgestützt wird und der Winkel zwischen Ober- und Unterschenkel etwa 90 ° beträgt. Dabei kann es sich um einseitiges oder beidseitiges Knien sowie um Knien mit oder ohne Abstützung des Oberkörpers durch die Hände handeln. Unter Tätigkeiten mit einer dem Knien vergleichbaren Kniebelastung werden einseitige oder beidseitige Arbeiten im Hocken oder im Fersensitz sowie Kriechen (Vierfüßlergang) verstanden.

Diese Tätigkeiten kommen insbesondere bei folgenden Berufsgruppen und Tätigkeiten vor: Fliesenleger, Bodenleger, Teppichleger, Parkettleger, Natur- und Kunststeinleger, Estrichleger, Pflasterer, Dachdecker, Installateure, Maler, Betonbauer, Bergleute im untertägigen Bergbau bei entsprechenden Tätigkeiten, Schweißer, Schiffbauer, Werftschlosser, Gärtner, Rangierer.

Die kumulative Einwirkungsdauer während des Arbeitslebens durch eine Tätigkeit im Knien oder in vergleichbarer Kniebelastung muss mindestens 13 000 Stunden und die Mindesteinwirkungsdauer pro Schicht insgesamt eine Stunde betragen.

Krankheitsbild

Die Diagnose einer Gonarthrose im Sinne dieser Berufskrankheit hat folgende Voraussetzungen:

- chronische Kniegelenksbeschwerden
- Funktionsstörung bei der orthopädischen Untersuchung in Form einer eingeschränkten Streckung oder Beugung im Kniegelenk, Kniegelenkserguss, Kapselentzündung mit Verdickung oder Verplumpung der Gelenkkontur, Krepitation bei der Gelenkbewegung, hinkendes Gangbild oder Atrophie der Oberschenkelmuskulatur
- die röntgenologische Diagnose einer Gonarthrose entsprechend Grad 2–4 der Klassifikation von Kellgren et al. (1963) Grad 1: fragliche Verschmälerung des Kniegelenkspalts und mögliche Osteophytenbildung
- Funktionsstörungen (siehe wissenschaftliche Stellungnahme unter www.baua.de)

Hinweise zur Begutachtung

Heranzuziehen ist die Begutachtungsempfehlung Gonarthrose, zu finden unter https://www.dguv.de/medien/inhalt/versicherung/berufskrankheiten/muskel-skelett/gonarthrose/begutachtung-bk2112-stand-20140627.pdf

3.12 BK 2113 – Druckschädigung des Nervus medianus im Carpaltunnel (Carpaltunnel-Syndrom) durch repetitive manuelle Tätigkeiten mit Beugung und Streckung der Handgelenke, durch erhöhten Kraftaufwand der Hände oder durch Hand-Arm-Schwingungen

Vorkommen und Gefahrenquellen

Die schädigenden Einwirkungen sind gekennzeichnet durch

- repetitive manuelle Tätigkeiten mit Beugung und Streckung der Hände im Handgelenk oder
- erhöhten Kraftaufwand der Hände (kraftvolles Greifen) oder
- Einwirkung von Hand-Arm-Schwingungen, z.B. durch handgehaltene vibrierende Maschinen (handgehaltene Motorsägen und Steinbohrer),

die zu einer Volumenzunahme mit Druckerhöhung im Carpaltunnel führen. Das Risiko erhöht sich bei Kombination dieser Faktoren. Insbesondere beim Umgang mit handgehaltenen vibrierenden Werkzeugen ist davon auszugehen, dass diese mit Kraftaufwand der Fingerbeuger und entsprechenden Zwangshaltungen der Finger und im Handgelenk festgehalten werden müssen, so dass sich hier mehrere Expositionskomponenten überlagern.

Die international vorliegende epidemiologische Literatur zeigt konsistent die höchsten Erkrankungsrisiken für das Carpaltunnel-Syndrom (CTS) bei Berufen und Tätigkeiten, die einer intensiven manuellen Belastung ausgesetzt sind – z.B. Fleischverpacker, Fließbandarbeiter in der Automobilindustrie, Forstarbeiter beim Umgang mit handgehaltenen vibrierenden Werkzeugen (z.B. Motorsägen, Steinbohrer o.ä.), Geflügelverarbeiter, Kassierer im Supermarkt mit Umsetzen von Lasten, Masseure, Polsterer etc.

Krankheitsbild

Das Krankheitsbild eines CTS beginnt meist mit örtlichen Schmerzen im Handgelenk, vor allem bei Dorsalflexion der Hand, die gelegentlich auch bis in die Schulter ausstrahlen können. In der Regel kommen dann Hyp- und Parästhesien im Versorgungsgebiet des N. medianus, später auch eine Muskelatrophie des Daumenballens (Abduktor-Opponens-Atrophie) hinzu. Charakteristischerweise verstärken sich die Beschwerden bei Handbewegungen, bei denen der Druck im Carpaltunnel ansteigt. Die Beschwerden beginnen häufig während der Nachtruhe, daher auch die Bezeichnung „Brachialgia paraesthetica nocturna". Diagnostisch werden neben der Palpation und der klinischen Prüfung sensibler oder motorischer Funktionen sowie der Tiefensensibilität als Provokationstest der Phalen-Test (extreme Volarflexion über 60 sec.) und der Tinel-Test (Perkussion des N. medianus im Bereich des Lig. carpi transversum) empfohlen. Die AWMF-Leitlinie „Diagnostik und Therapie des Karpaltunnelsyndroms" empfiehlt die Bestimmung der distalmotorischen Latenz des N. medianus (im Vergleich zur motorischen Latenz des N. ulnaris der betroffenen Hand). Bei grenzwertigem oder nicht eindeutigem Befund ist zusätzlich eine sensible Neurographie erforderlich.

Hinweise zur Begutachtung

Formal konsentierte Begutachtungsempfehlungen liegen zum Zeitpunkt der Drucklegung nicht vor. Insofern sei auf die einschlägige Begutachtungsliteratur verwiesen (z.B. Hausotter (2006), Ludolph et al. (Loseblattsammlung)).

3.13 BK 2114 – Gefäßschädigung der Hand durch stoßartige Krafteinwirkung (Hypothenar-Hammer-Syndrom und Thenar-Hammer-Syndrom)

Vorkommen und Gefahrenquellen

Der ursächliche Zusammenhang zwischen der Entstehung eines Hypothenar-Hammer-Syndroms (HHS) sowie eines Thenar-Hammer-Syndroms (THS) und der einmaligen, meist jedoch wiederholten bzw. chronischen Einwirkung stumpfer Gewalt in Form stoßartiger Krafteinwirkung – auch in Form von Vibrationen – im Hypothenarbereich und Thenarbereich der Hohlhand bei der Verwendung der Hand, Handkante, des Kleinfingerballens sowie des Damenballens als Schlagwerkzeug oder bei Tätigkeiten mit direkter mechanischer Gewalteinwirkung auf diese anatomische Region ist pathophysiologisch eindeutig belegt. Grundlage sind eine Vielzahl von Fallberichten sowie einzelne epidemiologische Untersuchungen. Dosis-Wirkungs-Beziehungen sind weder für das HHS noch für das THS bekannt. Als „bestimmte" Personengruppe im Sinne der BK 2114 gelten Personen, die einmaligen, meist jedoch wiederholten bzw. chronischen Einwirkungen stumpfer Gewalt – auch in Form von Vibrationen – im Hypothenar- sowie im Thenarbereich der Hohlhand ausgesetzt sind. Derartige Tätigkeiten kommen u.a. in folgenden Berufsgruppen vor:

- Dachdecker / Zimmerer (z.B. Benutzen der Hand als Schlagwerkzeug zum Einrichten von Dachsparren)
- Kfz-Mechaniker (z.B. Schläge auf Schraubenschlüssel zum Lösen festsitzender Muttern, Montieren von Radkappen, Ausbeulen von Karosserieteilen mit der Faust)
- Möbeltransporteure (z.B. Stoßen, Schieben oder Tragen schwerer Gegenstände)
- Installateure (z.B. Schläge auf Schraubenschlüssel zum Lösen von Schrauben oder Muttern)
- Schreiner
- Fußbodenverleger
- Mechaniker
- Elektriker
- Maschinisten

- Forstarbeiter
- Gärtner
- Tätigkeit in der Landwirtschaft
- Bergleute
- Steinbohrer

Außerdem
- Bedienen ergonomisch ungünstiger Stellteile
- Sportliche Tätigkeiten (sofern versichert) mit Gewalteinwirkung auf die Hohlhand (z.B. Karate, Hanteltraining, Hockey, Golf, Baseball, Handball, Fahrrad bzw. Mountainbike fahren)

Krankheitsbild

Das **HHS** ist ein sekundäres Raynaud-Phänomen der betroffenen Finger, dem ein Schaden der Arteria ulnaris im Bereich des Os hamatum zugrundeliegt. Die Beschwerden beim Vorliegen eines HHS hängen prinzipiell von dem Ausmaß des Gefäßverschlusses, dem betroffenen Versorgungsgebiet, den bestehenden Anastomosen bzw. Kollateralen sowie ggf. aufgetretenen Embolien ab. Von den Patienten wird u.a. über Schmerzen, Kältegefühl und Kraftlosigkeit der betroffenen Regionen geklagt. Meist sind hiervon die Finger III bis V betroffen, durch embolische Verschlüsse können auch weitere Finger, insbesondere der Finger II, betroffen sein. Die Beschwerden können akut, aber auch Stunden, Tage oder Monate nach der ursprünglichen Traumatisierung auftreten und werden durch Kälteexposition und Beanspruchung der Hand verstärkt.

Diagnostische Kriterien:
- (Regelmäßige oder mindestens einmalige) Verwendung der ulnaren Handseite als Hammer
- Angiografischer Nachweis von Okklusionen oder Aneurysmabildungen der distalen Arteria ulnaris
- Ausschluss anderer Erkrankungen mit ähnlicher klinischer Symptomatik

Das **THS** ist ebenfalls ein sekundäres Raynaud-Phänomen der betroffenen Finger, wobei in der Regel die Arteria radialis distal der Handbeugefalte geschädigt ist. Betroffene Patienten klagen u.a. typischerweise über Schmerzen, Taubheitsgefühl, Sensibilitätsstörungen, Durchblutungsstörungen und Kältegefühl bis hin zu trophischen Störungen besonders des Zeigefingers. Pathophysiologisch entspricht das THS den Gefäßveränderungen beim HHS.

Hinweise zur Begutachtung

Formal konsentierte Begutachtungsempfehlungen liegen zum Zeitpunkt der Drucklegung nicht vor. Insofern ist auf die einschlägige Begutachtungsliteratur verwiesen, z.B. Ludolph et al. (Loseblattsammlung).

3.14 BK 2115 – Fokale Dystonie als Erkrankung des zentralen Nervensystems bei Instrumentalmusikern durch feinmotorische Tätigkeit hoher Intensität

Vorkommen und Gefahrenquellen

Unter einer Tätigkeit im Sinne dieser Berufskrankheit wird in der Regel langjähriges Musizieren hoher Intensität auf Musikinstrumenten verstanden, welches mit repetitiven stereotypen feinmotorischen Bewegungen einhergeht. Unter Musizieren „hoher Intensität" wird in der Regel professionelles Instrumentalmusizieren unter besonderer Konzentration und Anspannung im Solo- oder Konzertbetrieb verstanden. Anhaltspunkt hierfür ist, dass den größeren Teil des Jahres ein solches Instrument in der Regel mehrstündig arbeitstäglich gespielt wird.

Betroffen sind Spieler von
- Tasteninstrumenten
- Streichinstrumenten
- Zupfinstrumenten
- Holzblasinstrumenten
- Blechblasinstrumenten
- Perkussionsinstrumenten

Diese Auflistung ist nicht abschließend.

Die Mehrzahl der Erkrankten liegt in der publizierten Literatur im Bereich einer 5-stelligen (> 10000 Stunden) kumulativen Exposition in Stunden nach dem 18. Lebensjahr, zumindest im Bereich einer höheren vierstelligen kumulativen Exposition in Stunden nach dem 18. Lebensjahr (> ca. 5 000 Stunden). Diese Stundenzahl gilt als Annäherung an die erforderliche Dauer der versicherten Tätigkeit.

Krankheitsbild

Bei der Musikerdystonie im Sinne der BK 2115 handelt es sich um eine Sonderform der fokalen Dystonie des Erwachsenenalters, nämlich um eine aufgabenspezifische Dystonie. Diese äußert sich primär hoch selektiv ausschließlich bei der Ausübung des Instrumentenspiels. Die Symptome beginnen meist mit einer Ungeschicklichkeit der betroffenen Extremität, manifestieren sich dann beim Ausüben der bestimmten Tätigkeit und können sich im Verlauf auch auf andere Tätigkeiten ausweiten und sogar im Ruhezustand auftreten.

Diese Erkrankung ist nur bei Instrumentalmusikern beschrieben, deren Alltag durch intensives und lang andauerndes Spielen ihres Instrumentes zum Erwerb hochspezialisierter feinmotorischer Fähigkeiten über viele Jahre hinweg gekennzeichnet ist. Dazu zählen vor allem aktive professionelle Orchester- und Solomusiker, aber auch ehemals aktive Musiker, die aufgrund ihrer Dystonie andere Tätigkeitsbereiche aufsuchen mussten. Für die Entstehung der Erkrankung relevant ist das langjährige, repetitive und intensive Musizieren auf professionellem Niveau.

Die am häufigsten berichtete fokale Dystonie ist die Dystonie der Hand, die bei den erkrankten Spielern von Tasten- und Zupfinstrumenten überwiegend die rechte betrifft, bei Spielern von Streichinstrumenten vornehmlich die linke. Bei Holzblasinstrumenten sind beide Hände gleichermaßen betroffen. Die Ansatzdystonie des Mundes wird ausschließlich bei erkrankten Spielern von Blasinstrumenten beobachtet, wobei hier die Blechbläser besonders betroffen sind.

Hinweise zur Begutachtung

Es handelt sich bei der fokalen, aufgabenspezifischen Dystonie des Musikers um eine neurologische Erkrankung, die klare pathophysiologische Krankheitskorrelate im zentralen Nervensystem aufweist und daher **nicht** als psychogen zu werten ist. Da die Basalganglien sowohl motorische als auch limbische Anteile aufweisen, ist es naheliegend, dass beobachtete psychische Begleitsymptome Teil der Erkrankung im Sinne eines Endophänotyps sind und nicht externe Triggerfaktoren für die Entstehung der motorischen Symptome. Konsentierte Begutachtungsempfehlungen fehlen noch, ebenfalls evidenzbasierte Präventionsmaßnahmen. So kann nur allgemein auf die neurologische Begutachtungsliteratur verwiesen werden.

3.15 BK 2301 – Lärmschwerhörigkeit

Vorkommen und Gefahrenquellen

Schallereignisse oberhalb 85 dB: Metallbearbeitung und -verarbeitung, Form- und Richtarbeiten mit dem Hammer, Arbeiten in Draht-, Schrauben- und Nagelfabriken, Gussputzen, Schleifen mit hochtourigen Werkzeugen, Blechbearbeitung, Arbeiten mit Druckluftwerkzeugen, Strahlarbeiten, Aufbringen von Metallen im Spritzverfahren (Flammspritzen), manche Schweiß- und Schneidearbeiten, insbesondere Plasmaschneiden, Arbeiten an Schmieden und Pressen, im Bergbau, bei der Erprobung und Wartung von militärtechnischem Gerät, an Motorprüfständen, im Bereich von Gasturbinen, Kompressoren und Gebläsen, bei der Holzbearbeitung (Hobelmaschinen, Sägen), in der Textilindustrie (Web- und Spinnmaschinen), an Falz- und Druckmaschinen, in der Lebensmittelindustrie (Flaschenabfüllerei, Fleischcutter), beim Gewinnen und Bearbeiten von Steinen und Baumaterial aus Ton, Kalksandstein und Beton, bei Bauarbeiten (Abbruch, Rammen, Planierraupen, Bagger und Gleisstopfmaschinen), beim Recycling von Baumaterialien, im Luftverkehr (vor allem beim Bodenpersonal), im Schiffsverkehr (Maschinenräume), in der Land- und Forstwirtschaft sowie im Gartenbau beim Betrieb lauter Arbeitsgeräte (z.B. Kettensäge, Freischneider, Rasenmäher und Häcksler) und bei Berufsmusikern. Der Betrieb von sehr lauten Werkzeugen (z.B. Kettensäge, Schlagbohrer) kann zu einem Tages-Expositionspegel >90 dB (A) führen, auch wenn die Arbeiten damit nur einen relativ geringen Zeitanteil an der Arbeitszeit haben.

Schallereignisse mit Intensitäten oberhalb von 137 dB (C) entstehen z.B. beim Abfeuern von Handfeuerwaffen, Gewehren und militärischen Geschossen, beim Abfeuern von Feuerwerk und Böllern und beim Zünden des Airbags, bei Richtarbeiten an Stahlkonstruktionen mit Vorschlaghämmern. Auch bei Musikaufführungen können im Orchester oder auf der Bühne Schallereignisse mit hohen Intensitäten auftreten. Diese Belastungen kommen vor bei Büchsenmachern und Waffenmeistern, insbesondere beim Einschießen von Gewehren oder militärtechnischem Gerät, Schießausbildern, sowie beim Sprengen, bei Stahlbaumonteuren und bei anderen Tätigkeiten in der Metallindustrie, in denen Metallkonstruktionen und -bleche mechanisch durch Hammerschläge gerichtet oder bearbeitet werden müssen, und bei Berufsmusikern.

Krankheitsbild

Innenohrschwerhörigkeit durch Schädigung der äußeren Haarzellen. Zunächst ist die Wahrnehmung der höheren, später erst die der mittleren und evtl. der tieferen Töne beeinträchtigt. Flüstersprache ist früh beeinträchtigt, Umgangssprache erst später. Die chronische Schwerhörigkeit durch Lärm tritt immer doppelseitig auf, sie muss aber nicht streng symmetrisch ausgebildet sein.

Hinweise zur Begutachtung

Die Begutachtung erfolgt weitgehend schematisch und standardisiert entsprechend den Vorgaben der Königsteiner Empfehlung, einer konsentierten Begutachtungsempfehlung. (Nach meiner persönlichen Einschätzung sind Lärmschwerhörige hinsichtlich der MdE im Vergleich zu Patienten mit anderen Berufskrankheiten eher ungünstig gestellt, d.h., es muss die Einschränkung des Hörvermögens schon recht erheblich sein, um eine MdE zugesprochen zu bekommen.)

3.16 BK 3101 – Infektionskrankheiten, wenn der Versicherte im Gesundheitsdienst, in der Wohlfahrtspflege oder in einem Laboratorium tätig oder durch eine andere Tätigkeit der Infektionsgefahr in ähnlichem Maße besonders ausgesetzt war

Vorkommen und Gefahrenquellen

Insbesondere in stationären oder ambulanten medizinischen Einrichtungen der Human- und Zahnmedizin, in wohlfahrtspflegerischen Einrichtungen und Laboratorien, außerdem bei Personen, die in diesen Bereichen kurzfristig mit Arbeiten wie Warten, Instandsetzen oder Entsorgen tätig sind. Gegebenenfalls auch Tätigkeiten in der Gentechnik, Biotechnologie, in Abwasser- und Kläranlagen.

Krankheitsbild

Chlamydien-Infektionen, Cholera, Coxsackie-Virus-Erkrankungen, Diphtherie, Dysenterie (Shigellen-Infektionen), Helicobacter-Infektionen, Hepatitis A, B, C, D, E, G, Herpes-simplex-Infektionen, HIV-Infektionen, infektiöse Mononukleose, Keuchhusten, Legionellose, Masern, Meningokokken-Infektionen, Mumps, Mykoplasmen-Infektionen, Ringelröteln, Poliomyelitis, Röteln, Rotavirus-Infektionen, Salmonella-Infektionen, Scharlach, Syphilis, Tuberkulose, Typhus, Virusgrippe, Windpocken, Zytomegalie sowie andere Erkrankungen, die üblicherweise von Mensch zu Mensch übertragbar sind.

Hinweise zur Begutachtung

Die Expositionsintensität und die Abgrenzung außerberuflicher Infektionsmöglichkeiten machen erfahrungsgemäß die größten Schwierigkeiten in der gutachterlichen Zusammenhangsbeurteilung. Für den medizinischen Bereich hat die Berufsgenossenschaft für Gesundheitsdienst und Wohlfahrtspflege weitgehend standardisierte und auf epidemiologischen Daten basierte „Gefährdungskataster" angelegt, die eine Orientierung vereinfachen.

3.17 BK 3102 – Von Tieren auf Menschen übertragbare Krankheiten

Vorkommen und Gefahrenquellen

Vorrangig für Personen, die beruflich mit Tierhaltung und -pflege beschäftigt sind oder sonstigen beruflichen Umgang mit Tieren, tierischen Erzeugnissen oder Ausscheidungen haben. Eingeschlossen ist der Umgang mit Gegenständen, die mit infizierten Tieren sowie mit deren Teilen oder Ausscheidungen in Kontakt gekommen sind. Ein berufsgruppentypisches Infektionsrisiko für Zoonosen kann demnach vorkommen: bei landwirtschaftlichem und veterinärmedizinischem Personal, Schlachthofpersonal, Beschäftigten in Tierlabors, in der Jagd- und Forstwirtschaft, in Tierkörperverwertungsanstalten, zoologischen Gärten, Wildgehegen und Zoohandlungen sowie bei Personen, die beruflichen Umgang mit Fleisch, Fisch, Milch, Eiern, Häuten, Fellen, Pelzen, Tierborsten, -haaren, Federn und Knochen haben; ferner auch bei Personen mit Kontakt zu infektiösem Material in der Abwasserbeseitigung. Die meisten Zoonosen kommen in anderen Ländern vor und sind ggf. nach Auslandsaufenthalt von Geschäftsreisenden, Entwicklungshelfern, Monteuren, Reiseleitern etc. mit in Betracht zu ziehen.

Krankheitsbild

Balantidiose (Balantidienruhr), Bläschenkrankheit des Schweines (SVD), Brucellose, Campylobacter-Infektion, Chlamydiose, Echinokokkose, Enterohämorrhagische Escherichia-coli-(EHEC)-Infektion, Frühsommer-Meningoenzephalitis (FSME), Giardiasis (Lambliasis), Hantavirus-Erkrankung, Katzenkratzkrankheit, Kryptosporidiose, Leptospirose, Listeriose, Lyme-Borreliose, Lymphozytäre Choriomeningitis, Maul- und Klauenseuche, Melkerknoten, Mikrosporie, Milzbrand (Anthrax), Newcastle-Krankheit, Pasteurellose, Pneumozystose, Q-Fieber, Rattenbisskrankheit, Rotlauf, Salmonellose, Sporotrichose, Streptococcus-equi-Infektion, Streptococcus-suis-Infektion, Tierpocken, Tollwut, Toxoplasmose, Trichophytie, Tuberkulose, Tularämie, (enterale) Yersiniose und andere.

Hinweise zur Begutachtung

Das Vorkommen des jeweiligen Erregers am Arbeitsplatz und die Entwicklung der Erkrankung innerhalb einer typischen Inkubationszeit sind wichtige Kritierien in der Kausalitätsbeurteilung.

3.18 BK 4101 – Quarzstaublungenerkrankung (Silikose)

Vorkommen und Gefahrenquellen

Gefahrenquellen sind z.B. die Gewinnung, Bearbeitung oder Verarbeitung von Sandstein, Quarzit, Grauwacke, Kieselerde (Kieselkreide), Kieselschiefer, Quarzitschiefer, Granit, Porphyr, Bimsstein, Kieselgur, Steinkohle und keramischen Massen. Auch silikatisches Material kann, wenn freie kristalline Kieselsäure darin enthalten ist, eine Gefahrenquelle sein, z.B. Talkum.

Gefährdet sind insbesondere Erz- (einschließlich Uranerz-) und Steinkohlenbergleute, Tunnelbauer, Gussputzer, Sandstrahler, Ofenmaurer, Former in der Metallindustrie und Personen, die bei der Steingewinnung, -bearbeitung und -verarbeitung oder in grob- und feinkeramischen Betrieben sowie in Dentallabors beschäftigt sind. Fälle treten auch in der Produktion von „naturidentischen" Granitplatten auf. Immer liegt mangelnder Arbeitsschutz zugrunde.

Krankheitsbild

Die Diagnose beruht auf der nachgewiesenen, versicherten Exposition gegenüber silikogenen Stäuben und dem Nachweis von für die Quarzstaublunge typischen Veränderungen im konventionellen Röntgenthoraxbild, in der Low Dose Volumen HRCT und/oder in der pathologisch-anatomischen Untersuchung von Lungengewebe.

Bei einer Silikose können anfänglich Beschwerden fehlen sowie Auskultations-, andere klinische und funktionsanalytische Befunde normal sein. Das Fortschreiten des Krankheitsprozesses und die Entwicklung von Komplikationen führen später zu Husten, Auswurf und (Belastungs-)Luftnot. Funktionsanalytisch finden sich restriktive und beim Auftreten einer Silikose-bedingten COPD obstruktive Ventilationsstörungen.

Beschwerden, klinische, radiologische und funktionelle Befunde können – insbesondere in der Frühphase – erheblich voneinander abweichen. Für die Beurteilung der Silikosefolgen ist daher die gesamte Befundkonstellation, insbesondere unter körperlicher Belastung, zu beachten.

Hinweise zur Begutachtung

Die Begutachtung orientiert sich an der Leitlinie (Pneumologie 70 (2016) 782–812) und der darauf aufbauenden aktuellen „Bochumer Empfehlung", die zum Zeitpunkt der Drucklegung dieses Büchleins nahezu abgeschlossen ist. Wichtig ist, dass obstruktive Funktionsstörungen auch bei geringer röntgenologischer Streudichte ursächlich auf die Silikose bezogen, also entschädigt werden, dass zeitgemäße HRCT-Diagnostik bei der Erstfeststellung zum Einsatz kommt und dass die Funktionsdiagnostik sensitiv ist (Diffusionskapazität, Spiroergometrie).

3.19 BK 4103 – Asbeststaublungenerkrankung (Asbestose) oder durch Asbeststaub verursachte Erkrankung der Pleura

Vorkommen und Gefahrenquellen

In den 60er und 70er Jahren des 20. Jahrhunderts sehr umfangreich, seit 1980 deutlich rückläufig, seit dem Asbestverbot 1993 (12 Jahre vor dem EU-Verbot) praktisch nur noch in der Bau- (Demontage-) und Entsorgungsbranche.

Sehr umfangreicher Einsatz früher in der Asbestzementindustrie, Reibbelagindustrie, Gummi-Asbest-Industrie, Asbestpapier-, -pappen-, -dichtungs- und -filterindustrie, Asbesttextilindustrie und der Asbestkunststoffindustrie.

Darüber hinaus wurden in den verschiedensten Gewerbezweigen asbesthaltige Produkte eingesetzt, z.B. bei bestimmten Tätigkeiten im Hoch- und Tiefbaugewerbe, Kraftfahrzeuggewerbe, Isoliergewerbe, im Lüftungs-, Klima-, Heizungs- sowie Fahrzeugbau.

Wichtige Gefahrenquellen für das Einatmen von Asbeststaub waren insbesondere:

- Asbestaufbereitung. Hierbei wird in Kollergängen, Prall- oder Schlagmühlen entweder asbesthaltiges Muttergestein zerkleinert und/oder Rohasbest zu stärker aufgeschlossenen Fasern aufgelockert;
- Herstellung und Verarbeitung von Asbesttextilprodukten wie Garne, Zwirne, Bänder, Schnüre, Seile, Schläuche, Tücher, Packungen, Kleidung usw. Dabei kommen Tätigkeiten wie Abfüllen, Einwiegen, Mischen, Krempeln, Spinnen, Zwirnen, Flechten, Weben und Zuschneiden vor. Auch das Tragen unbeschichteter Asbestarbeitsschutzkleidung ist ggf. zu berücksichtigen;
- industrielle Herstellung und Bearbeitung von Asbestzementprodukten, speziell witterungsbeständiger Platten und Baumaterialien einschließlich vorgefertigter Formelemente, z.B. für Dacheindeckungen, Fassadenkonstruktionen, baulichen Brandschutz usw.;
- Bearbeitung und Reparatur der vorgenannten Asbestzementprodukte, z.B. Tätigkeiten wie Sägen, Bohren, Schleifen usw. im Baustoffhandel oder Bauhandwerk;
- industrielle Herstellung und Bearbeitung von asbesthaltigen Reibbelägen, speziell Kupplungs- und Bremsbelägen;
- Ersatz von solchen Reibbelägen, z.B. Tätigkeiten wie Überdrehen, Schleifen, Bohren, Fräsen von Bremsbelägen in Kfz-Reparaturwerkstätten usw.;
- Herstellung, Anwendung, Ausbesserung und Entsorgung von asbesthaltigen Spritzmassen zur Wärme-, Schall- und Feuerdämmung (Isolierung);
- Herstellung, Verarbeitung und Reparatur von säure- und hitzebeständigen Dichtungen, Packungen usw., z.B. im Leitungsbau der chemischen Industrie;
- Herstellung, Be- und Verarbeitung von Gummi-Asbest(IT)-Produkten;
- Herstellung, Be- und Verarbeitung asbesthaltiger Papiere, Pappen und Filzmaterialien;
- Verwendung von Asbest als Zusatz in der Herstellung von Anstrichstoffen, Fußbodenbelägen, Dichtungsmassen, Gummireifen, Thermoplasten, Kunststoffharzpressmassen usw.;
- Entfernen, z.B. durch Abbrucharbeiten, Reparaturen usw. sowie Beseitigung der vorgenannten asbesthaltigen Produkte.

Außerdem enthalten verschiedene Minerale, z.B. Speckstein (Talkum), Gabbro, Diabas usw. geringe Asbestanteile, u.a. als Tremolit und Aktinolith. Sie können infolgedessen über eine Mischstaubexposition zu Asbestrisiken führen.

Krankheitsbild

Asbestose: Mit dem Begriff der Asbestose ist nur die asbestinduzierte Fibrose der Lunge gemeint. Im üblichen Sprachgebrauch wurde aber schon vielfach von „Lungen-" und „Pleuraasbestose" gesprochen, auch in den Fällen, in denen überwiegend Rippenfell-/Zwerchfellbeteiligungen vorlagen.

Die diagnostische Abgrenzung einer Asbestose von einer Lungenfibrose anderer Ursache ist nach Röntgen oder CT oft schwierig. Hierfür bedarf es der Zusatzbegutachtung durch einen erfahrenen Radiologen. In manchen Fällen ist eine Diagnose trotzdem nicht in dem notwendigen Beweismaß möglich. Eine histologische Sicherung kann hilfreich sein, ist aber nicht duldungspflichtig. Auch der Nachweis einer Minimalasbestose erfüllt das Kriterium eines Brückenbefundes. Diese Diagnose kann nur histopathologisch gestellt werden, radiologisch ist dies nicht möglich.

Asbeststaubbedingte Pleuraveränderungen umfassen:
- Pleuraplaques (verkalkt oder unverkalkt)
- Diffuse Pleurafibrose (an der Pleura visceralis)
  - mit Aussparung des kostophrenischen Winkels
  - mit Verlötung des kostophrenischen Winkels (Komplementärraum)
  - mit ausgedehnterer Pleuraverschwartung, ggf. Rollatelektasen (Hanke) bzw. Pseudotumoren.
- Kombinationen von 1 und 2 (häufig).

Hinweise zur Begutachtung

Die Begutachtung erfolgt nach Leitlinie (Pneumologie 65, e1–47 (2011)) in Verbindung mit der „Falkensteiner Empfehlung", beide Dokumente befinden sich zum Zeitpunkt der Drucklegung dieses Textes in der Aktualisierung. Asbestosen kommen heute nur noch selten zur Erstbegutachtung. Oft stehen Plaques am Rande der radiologischen Nachweisbarkeit vor allem dann zur Diskussion, denen eine versicherungsrechtliche Relevanz (als „Brückenbefund“) zukommt, wenn später ein Lungenkrebs auftritt (siehe Abschnitt 3.20, BK 4104).

3.20 BK 4104 – Lungenkrebs, Kehlkopfkrebs oder Eierstockkrebs in Verbindung mit Asbeststaublungenerkrankung (Asbestose) oder mit durch Asbeststaub verursachter Erkrankung der Pleura oder bei Nachweis der Einwirkung einer kumulativen Asbestfaserstaubdosis am Arbeitsplatz von mindestens 25 Faserjahren {25 × 10^6 [(Fasern/m^3) × Jahre]}

Vorkommen und Gefahrenquellen

Siehe Abschnitt 3.19 (zur BK 4103).

Krankheitsbild

Lungenkarzinom: Es bestehen keine prinzipiellen Unterschiede zu Lungenkarzinomen nicht-beruflicher Ursache. Alle histologischen Formen, auch das Karzinoid, sind subsumierbar.

Kehlkopfkarzinom: Auch hier bestehen keine prinzipiellen Unterschiede zu Kehlkopfkarzinomen nicht-beruflicher Ursache.

Ovarialkarzinom: Die BK 4104 wurde im Jahre 2017 um das Krankheitsbild des Ovarialkarzinoms erweitert.

Grundlage waren Meta-Analysen von Kohortenstudien Asbestexponierter Frauen, bei denen das Risiko für die Entstehung eines Ovarialkarzinoms erhöht war. Da die Personengruppen, bei denen das Verdoppelungsrisiko für die Entstehung eines Lungenkarzinoms durch arbeitsbedingte Asbestexposition gegeben ist, aufgrund der neuen meta-analytischen Erkenntnisse im Mittel ein 2,25-faches Risiko für die Mortalität an einem Ovarialkarzinom aufwiesen, schien es wissenschaftlich legitim und gerechtfertigt, die Anerkennung eines Ovarialkarzinoms als Berufskrankheit infolge beruflicher Asbestexposition an dieselben medizinischen und arbeitstechnischen Voraussetzungen zu knüpfen, die für die Bejahung eines asbestbedingten Lungenkarzinoms gefordert werden. Denn auch bei Einführung der BK 4104 stand das Verdoppelungsrisiko für die Entstehung eines Lungenkarzinoms (später auch Kehlkopfkarzinoms) durch eine berufsbedingte Asbestexposition im Fokus.

Da die Totenscheindaten in denjenigen epidemiologischen Studien, welche dieser Berufskrankheit wissenschaftlich zugrunde liegen, keine Angaben zur Histologie enthalten, ergeben sich hieraus keine für das Berufskrankheitenrecht richtunggebenden Erkenntnisse.

Hinweise zur Begutachtung

Für die Anerkennung (und Entschädigung) einer BK 4104 muss nur eine der drei in der Berufskrankheiten-Definition genannten Voraussetzungen erfüllt sein. Sofern keine Asbestose und keine asbestbedingten Pleuraveränderungen vorliegen, kommt der Ermittlung der kumulativen Faserdosis eine Schlüsselfunktion zu. Hierbei kommt es darauf an, sämtliche Tätigkeitszeiträume genauestens durchzugehen:

- wie viele Monate wurde welche Tätigkeit verrichtet?
- wie viele Stunden pro Arbeitsschicht?
- welche Staubbelastung ist zu unterstellen? – die Techniker verwenden den Faserjahr-Report der Deutschen Gesetzlichen Unfallversicherung, der in der neuesten Fassung als Broschüre im Internet abrufbar ist (über www.dguv.de)
- gab es eine Nachbarschaftsbelastung durch die Arbeit von Kollegen (als „Bystander")?

Wichtig ist, dass die Deutsche Gesetzliche Unfallversicherung eine „Clearingstelle Asbest" eingerichtet hat (DGUV, St. Augustin), die von den einzelnen Berufsgenossenschaften und auch von den Gerichten in Zweifelsfragen um Rat gebeten wird, wenn es darum geht, ehemalige Asbestbelastungen in der Dosis genau festzulegen. Dort liegen ein sehr hohes Maß an Erfahrung und ein riesiger Satz an Messdaten aus allen möglichen Industrie- und Handwerksbereichen vor.

Auch hier gilt – wie bei der BK 4103 (siehe Abschnitt 3.16, Seite 74): Die „Falkensteiner Empfehlung" ist Grundlage der Begutachtung. Für das Ovarialkarzinom existieren zum Zeitpunkt der Drucklegung noch keine wissenschaftlich konsentierten Begutachtungsempfehlungen.

Für das Lungenkarzinom (nicht für das Kehlkopfkarzinom oder Ovarialkarzinom) gilt: Sofern weder eine asbeststaubbedingte Lungen- oder Pleuraveränderung vorliegt und zugleich das Dosismaß von 25 Faserjahren Asbestbelastung unterschritten wird, aber zugleich eine Belastung gegenüber polyzyklischen aromatischen Kohlenwasserstoffen (Leitsubstanz Benzo(a)pyren) vorgelegen hat, ist eine BK 4114 (siehe Abschnitt 3.26, S. 89) zu prüfen.

3.21 BK 4105 – Durch Asbest verursachtes Mesotheliom des Rippenfells, des Bauchfells oder des Perikards

Vorkommen und Gefahrenquellen

Siehe im Prinzip Abschnitt 3.19, Seite 77 (zur BK 4103). Da aber schon sehr geringe, die Hintergrundbelastung überschreitende Faserdosen genügen, ein malignes Mesotheliom auszulösen (schon < 0,15 „Faserjahre"), ist eine Vielzahl anderer Tätigkeiten abzufragen, bei denen berufliche Minimal-Expositionen auch über kurze Zeiträume (Wochen) vorgelegen haben. Die Latenzzeit beträgt meist mehr als 10 bis 15 Jahre und bis zu ca. 60 Jahre seit Beginn der Asbestexposition. Das Mesotheliom ist der Signaltumor für Asbestexposition, bei dieser Diagnose sollte immer akribisch nach einer Asbestexposition gesucht werden. 80 % aller Mesotheliome können auf Asbest zurückgeführt werden. Viele Patienten erinnern sich anfangs nicht an mögliche Expositionen. Auch eine alleinige Bystander-Exposition kann ausreichend sein.

Krankheitsbild

Das maligne Mesotheliom tritt an der Pleura (Rippenfell), am Perikard (Herzbeutel), am Peritoneum (Bauchfell) und – selten – an der Tunica vaginalis testis (seröse Umhüllung des Hodens) auf.

Die **histologische Diagnose eines Pleuramesothelioms** gehört zu den schwierigsten morphologischen Differentialdiagnosen überhaupt. Stets sind immunhistochemische Untersuchungen zur Abgrenzung vom peripheren Adenokarzinom zu fordern. Auch beim Einsatz umfangreicher immunhistochemischer Zusatzuntersuchungen ist gelegentlich eine klare Unterscheidung zwischen primärem

Pleuramesotheliom und sekundärer Pleurablastomatose nicht möglich. So sieht eine Bewertungsskala des Europäischen Mesotheliompanels je nach diagnostischer Sicherheit fünf Gruppen vor.

Hinweise zur Begutachtung

Die Beweisführung des Kausalzusammenhanges ist beim nachgewiesenen Pleuramesotheliom einfach, wenn Zeichen der Asbestose oder asbeststaubbedingte Pleuraveränderungen vorliegen. Sofern diese Befunde nicht vorhanden sind, reichen eine gesicherte Expositionsanamnese und eine Latenzzeit von in der Regel mindestens (10–) 14 Jahren, im Median (30–) 35 Jahre (nach neueren Zahlen vermutlich mehr) aus; kürzere Latenzzeiten sind kritisch zu werten.

Eine Faserjahr-Berechnung ist für die Annahme eines Kausalzusammenhangs zwischen beruflicher Asbeststaubexposition und dem Auftreten eines Mesothelioms nicht erforderlich. Eine gesicherte positive qualifizierte Arbeitsanamnese reicht im Normalfall aus. Hier ist absolute Detektivarbeit von gutachterlichen Profis erforderlich.

Probleme treten auf bei niedrigen Expositionen, die anamnestisch nicht sicher von der Hintergrundbelastung der Allgemeinbevölkerung abgegrenzt werden können (z. B. Verkehrspolizist an verkehrsreichen Großstadtkreuzungen; Holzarbeiter, der gelegentlich einzelne asbesthaltige Eternit-Abdeckungen auf den Holzstapeln gehandhabt hat). Hier werden mitunter Berechnungen der Faserjahre vorgenommen. Ein berufsbedingt und BK-relevant erhöhtes Risiko für ein Mesotheliom ist nach aufwändigen Berechnungen des Instituts für Arbeits- und Sozialmedizin der Universität Gießen (ehemals Prof. Rödelsperger, Prof. Woitowitz) wohl bereits bei einer Exposition gegenüber etwa < 0,15 Faserjahren zu unterstellen.

3.22 BK 4110 – Bösartige Neubildungen der Atemwege und der Lungen durch Kokereirohgase

Vorkommen und Gefahrenquellen

Gefährdungen ergeben sich für das am Ofenblock (Zweck: Stadtgas-Gewinnung) und in seiner unmittelbaren Umgebung eingesetzte Personal. Insbesondere gehören hierzu Tätigkeiten als Füllwagenfahrer, Einfeger (Deckenmann), Steigrohrreiniger, Teerschieber, Druckmaschinenfahrer, Kokskuchenführungswagenfahrer bzw. Koksüberleitungsmaschinist, Löschwagenfahrer, Türmann und Rampenmann.

Mit Gefährdungen war auch bei der Wartung von Rohgasleitungen zu rechnen, wenn solche Arbeiten regelmäßig durchzuführen waren und die Möglichkeit des Freiwerdens von Gasen bestand.

Krankheitsbild

Lungenkarzinom oder Kehlkopfkarzinom ohne Besonderheiten im Vergleich zu den entsprechenden Krankheitsbildern ohne berufliche Ursache.

Hinweise zur Begutachtung

Die Leitsubstanz der Krebsentstehung durch polyzyklische aromatische Kohlenwasserstoffe, Benzo(a)pyren, braucht für die genannten typischen Gefahrenquellen nicht quantifiziert zu werden. Für Erkrankungen an Lungenkrebs (und seit 2017 auch Kehlkopfkrebs), die durch polyzyklische aromatische Kohlenwasserstoffe verursacht wurden, sei auf die Berufskrankheit 4113 verwiesen (siehe Abschnitt 3.25, Seite 88).

3.23 BK 4111 – Chronische obstruktive Bronchitis oder Emphysem von Bergleuten unter Tage im Steinkohlebergbau bei Nachweis der Einwirkung einer kumulativen Dosis von in der Regel 100 Feinstaubjahren [(mg/m³) × Jahre]

Vorkommen und Gefahrenquellen

Als Ursache dieser Berufskrankheit kommt nur die Tätigkeit im Steinkohlenbergbau unter Tage in Betracht. Für andere Tätigkeiten mit hoher Staubbelastung ist ein analoges Krankheitsbild gut vorstellbar, jedoch nicht Gegenstand dieser Berufskrankheit. Die kumulative Feinstaubdosis von „100 Feinstaubjahren" errechnet sich aus den jeweiligen Feinstaubkonzentrationen in der Luft am Arbeitsplatz in mg/m^3 multipliziert mit der Anzahl der Jahre, in welchen der

Versicherte unter den üblichen Arbeitsbedingungen (220 Schichten zu je 8 Stunden pro Jahr) unter Tage verbracht hat. Für Nieraucher ergibt sich ein unterer Grenzwert der Verdoppelungsdosis für das Erkrankungsrisiko von 86 Feinstaubjahren, für Raucher gilt derjenige von 100 Feinstaubjahren.

Krankheitsbild

Chronische obstruktive Bronchitis und/oder Lungenemphysem

Hinweise zur Begutachtung

Wesentliche Erkenntnis, die dieser Berufskrankheit zugrunde liegt, ist die Überhäufigkeit an chronisch obstruktiver Bronchitis und Lungenemphysem, und zwar auch ohne das Vorliegen einer Silikose.

Die Begutachtung erfolgt durchweg entsprechend dem Konsenspapier in Arbeitsmedizin Sozialmedizin Präventivmedizin 34 (1999) 79–83 und (gleichlautend) Pneumologie 53 (1999) 150–154.

Die wesentlichen Probleme der Begutachtung ergaben sich aus der (nicht medizinisch, sondern politisch begründeten und regelhaft so gehandhabten) Stichtagsregelung, der zufolge die Anerkennung einer Berufskrankheit ausschied, sofern der Versicherungsfall vor dem 1.1.1993 eingetreten war. Mit Inkrafttreten der Änderung der Berufskrankheitenverordnung am 1.7.2009 ist die Stichtagsregelung für diese Berufskrankheit weggefallen, da sie letztlich dazu führte, dass die Mehrzahl der Patienten, für die der Verordnungsgeber die Berufskrankheit geschaffen hatte, von der Anerkennung und Entschädigung in der Praxis ausgeschlossen wurde. Daher ist eine Erkrankung nach Berufskrankheiten-Nummer 4111 auch dann als Berufskrankheit anzuerkennen, wenn die Erkrankung bereits vor dem 1. Januar 1993 eingetreten und einem Unfallversicherungsträger bis zum 31. Dezember 2009 bekannt geworden ist.

3.24 BK 4112 – Lungenkrebs durch die Einwirkung von kristallinem Siliziumdioxid (SiO_2) bei nachgewiesener Quarzstaublungenerkrankung (Silikose oder Siliko-Tuberkulose)

Vorkommen und Gefahrenquellen

Siehe auch Abschnitt 3.18, Seite 76 (BK 4101). Arbeitsbedingte Gefahrenquellen bestehen durch Staubentwicklung bei der Gewinnung, Be- oder Verarbeitung insbesondere von Sandstein, Quarzit, Grauwacke, Kieselerde (Kieselkreide), Kieselschiefer, Quarzitschiefer, Granit, Gneis, Porphyr, Bimsstein, Kieselgur und keramischen Massen. Insbesondere sind die Natursteinindustrie bei der Gewinnung, Verarbeitung und Anwendung von Festgesteinen, Schotter, Splitten, Kiesen, Sanden, das Gießereiwesen – insbesondere beim Aufbereiten von Formsanden und Gussputzen, die Glasindustrie (Glasschmelzsande), die Emaille- und keramische Industrie (Glasuren und Fritten, Feinkeramik), die Herstellung feuerfester Steine sowie die Schmucksteinverarbeitung zu nennen. Weiterhin wird Quarzsand bzw. Quarzmehl als Füllstoff (Gießharze, Gummi, Farben, Dekorputz, Waschpasten), als Filtermaterial (Wasseraufbereitung) und als Rohstoff, z.B. für die Herstellung von Schwingquarzen, Siliziumcarbid, Silikagel, Silikonen und bei der Kristallzüchtung eingesetzt. Die Verwendung als Schleif- und Abrasivmittel (Polier- und Scheuerpasten) oder als Strahlmittel ist ebenfalls zu erwähnen.

Mit dem Vorkommen von Cristobalit und Tridymit ist zu rechnen, wenn Diatomeenerden, Sande oder Tone einer hohen Temperatur ausgesetzt wurden, so z.B. in feuerfesten Steinen und gebranntem Kieselgur. Solche Cristobalitsande und -mehle werden als Füllstoffe in Farben, Lacken und Kunststoffputz, in keramischen Fliesenmassen, in Scheuermitteln sowie als Bestandteil von Einbettmassen für den Dental-, Schmuck- und anderen Präzisionsguss verwendet.

Als potenziell besonders durch lungengängige Quarzstäube exponierte Berufsgruppen sind Erz-(einschließlich Uranerz-)bergleute, Schachthauer sowie Gesteinshauer, Steinkohlenbergleute generell (wissenschaftliche Erkenntnis im Jahre 2015), Tunnelbauer, Gussputzer, Sandstrahler, Ofenmaurer, Former in der Metallindustrie zu nennen, weiterhin Personen, die bei der Steingewinnung, -bearbeitung und -verarbeitung oder in grob- und feinkeramischen Betrieben sowie in Dentallabors beschäftigt sind.

Krankheitsbild

Lungenkarzinom bei Vorliegen einer Silikose (röntgenologische Streuung nach der Internationalen Staublungenklassifikation mindestens 1/1) oder Silikotuberkulose, wobei das Lungenkarzinom wiederum keine Besonderheiten im Vergleich zu den entsprechenden Krankheitsbildern ohne berufliche Ursache aufweist.

Hinweise zur Begutachtung

Sofern die Einwirkung den genannten Quellen zugeordnet werden kann, röntgenologisch eine Silikose mit der Streuungsdichte 1/1 oder mehr vorliegt und das Lungenkarzinom gesichert ist, ist die Begutachtung unproblematisch. Ein Problem zeigt sich regelmäßig bei röntgenologisch „negativen" Befunden mit ausschließlich feingeweblicher Silikose-Sicherung: Bei der alleinigen Bewertung histologischer Befunde ist abzuwägen, ob vor der Feststellung der Krebserkrankung eine Silikose der röntgenologischen Diagnostik entgangen ist oder inwieweit im Zeitintervall zwischen der letzten Röntgenaufnahme und der Krebserkrankung ein unkontrolliertes Fortschreiten der Silikose erfolgt sein kann bzw. deren Auftreten erst in diesem Zeitintervall denkbar ist. Ferner ist zu bedenken, dass die Empfindlichkeit der radiologischen Diagnostik im Vergleich zu histologischen Befunden allgemein niedriger ist und gerade autoptisch diagnostizierte, röntgenologisch nicht erfassbare hiloglanduläre Silikosen (der Lungenwurzel) eine besonders starke Assoziation zum Lungenkarzinom aufweisen.

3.25 BK 4113 – Lungenkrebs oder Kehlkopfkrebs durch polyzyklische aromatische Kohlenwasserstoffe bei Nachweis der Einwirkung einer kumulativen Dosis von mindestens 100 Benzo[a]pyren-Jahren [(µg/m³) x Jahre]

Vorkommen und Gefahrenquellen

Bei Beschäftigten in folgenden Bereichen ist an eine Exposition im Sinne dieser BK-Empfehlung zu denken: Kokereien und Generatorgasherstellung bis Ende der 1970er Jahre (siehe BK 4110, Abschnitt 3.22, Seite 83), Teerraffinerien, Elektrographitindustrie (Herstellung von Elektroden für die Stahl- und Aluminiumindustrie aus Steinkohlenteerpech und Petrokoks), Aluminiumherstellung („Söderberg-Verfahren"), Eisen- und Stahlerzeugung (Steinkohlenteer als Stopfmasse), Gießereien, Straßenbau (mit Einsatz von Steinkohlenteerpech bis Ende der 1960er Jahre im Straßendeckenbau beim Spritzen), Dachdecker (ebenfalls mit früherem Einsatz von Steinkohlenteerpech) und ggf. Schornsteinfeger.

Krankheitsbild

Lungenkarzinom ohne Besonderheiten im Vergleich zu den entsprechenden Krankheitsbildern ohne berufliche Ursache.

Kehlkopfkrebs: Die Definition der Berufskrankheit 4113 wurde im Jahr 2017 um den Kehlkopfkrebs erweitert. Die epidemiologische Literatur ergab Hinweise für eine Verdoppelung der Inzidenz an Kehlkopfkrebsen in einem Dosisbereich, welcher mit der für das Lungenkarzinom festgelegten kumulativen Dosis von mindestens 100 Benzo[a]pyrenjahren [(µg BaP/m³) x Jahre] kompatibel ist. Darüber hinaus ist es biologisch plausibel, für die Lokalisation Kehlkopf eine vergleichbare Dosis anzunehmen wie in der benachbarten Lokalisation Lunge. Es liegen keine Erkenntnisse vor, denen zufolge die PAK-haltige Staubfraktion, die sich im Bereich des Kehlkopfs niederschlägt, einen anderen PAK-Gehalt aufweisen würde als der Bronchial- und Alveolarstaub. Auch beim Kehlkopfkrebs bestehen klinisch und histologisch keine Besonderheiten im Vergleich zu den entsprechenden Krankheitsbildern ohne berufliche Ursache.

Hinweise zur Begutachtung

Auch hier fordert der Verordnungsgeber das Erreichen eines bestimmten kumulativen, also summarischen Dosismaßes: Die für die Anerkennung als BK notwendige kumulative Mindestdosis von 100 [(µg BaP/m^3) × Jahre] ist dadurch begründet, dass im Vergleich zur Normalbevölkerung bei den entsprechend exponierten Personen das Lungenkarzinomrisiko mehr als doppelt so hoch ist. Diese 100 Benzo(a)pyren-Jahre werden beispielsweise erreicht, wenn jemand über einen Zeitraum von 20 Arbeitsjahren arbeitstäglich einer mittleren Benzo(a)pyren-Belastung in der Atemluft von 5 µg/m^3 ausgesetzt war. Hieraus wird wiederum ersichtlich, dass die Anerkennung dieser Berufskrankheit mit der errechneten Dosis steht und fällt. Die Techniker verwenden den „Report B(a)P-Jahre" der Deutschen Gesetzlichen Unfallversicherung, der als Broschüre im Internet abrufbar ist (über www.dguv.de).

Sofern beim Lungenkrebs das Dosismaß von 100 Benzo(a)pyren-Jahren unterschritten wird, und zugleich eine Asbestexposition (BK 4103 siehe Abschnitt 3.19, Seite 77) vorgelegen hat, ist eine BK 4114 (siehe Abschnitt 3.26) zu prüfen.

3.26 BK 4114 – Lungenkrebs durch das Zusammenwirken von Asbestfaserstaub und polyzyklischen aromatischen Kohlenwasserstoffen bei Nachweis der Einwirkung einer kumulativen Dosis, die einer Verursachungswahrscheinlichkeit von mindestens 50 Prozent nach der Anlage zu dieser Berufskrankheit entspricht

Vorkommen und Gefahrenquellen

Die Berufskrankheit Nummer 4114 bezieht sich auf das Zusammenwirken der Arbeitsstoffgruppen Asbestfaserstaub und polyzyklische aromatische Kohlenwasserstoffe (PAK) mit deren Leitsubstanz Benzo[a]pyren. Vorkommen und Gefahrenquellen der beiden krebserzeugenden Stoffe ergeben sich somit direkt aus den Ausführungen zur Berufskrankheit 4104 (siehe Abschnitt 3.20, Seite 80) und zur Berufskrankheit 4113 (siehe Abschnitt 3.25, Seite 88). Alles dort

Aufgeführte muss in die technischen Ermittlungen zu dieser Berufskrankheit einfließen.

Als „bestimmte Personengruppe“, die durch ihre Arbeit der besonderen Einwirkung von Asbestfaserstaub und gleichzeitig oder nacheinander PAK in erheblich höherem Maße als die übrige Bevölkerung ausgesetzt sind, gelten Versicherte, deren Lungenkrebsrisiko in Folge dieser beiden gentoxischen Kanzerogene mindestens verdoppelt ist. Berufe/Betriebe mit typischen Arbeitsbedingungen, in denen beide Expositionen zusammentreffen können, sind zum Beispiel Dachdecker, Parkettleger (im Rahmen von Abbrucharbeiten), Betriebsschlosser in Aluminiumhütten sowie in Betrieben zur Herstellung von Carbid; andere Beschäftigte in diesen Betrieben, die asbesthaltige Hitzeschutzkleidung getragen haben, Gießerei- und Stahlwerksarbeiter, Feuerungsmaurer, Kokereiarbeiter, Schornsteinfeger, Isolierer und Korrosionsschützer insbesondere im Stahlwasserbau.

Krankheitsbild

Lungenkarzinom ohne Besonderheiten im Vergleich zu den entsprechenden Krankheitsbildern ohne berufliche Ursache.

Hinweise zur Begutachtung

Da es sich um zwei kumulative Dosismaße handelt, steht und fällt die Anerkennung dieser Berufskrankheit mit der Genauigkeit und Vollständigkeit der technischen Ermittlungen, siehe hierzu bitte im Einzelnen die Ausführungen unter „Hinweise zur Begutachtung“ bei den Berufskrankheiten 4104 (siehe Abschnitt 3.20, Seite 80) und 4113 (siehe Abschnitt 3.25, Seite 88). Die für eine Anerkennung erforderlichen Dosiskombinationen sind einer Tabelle in der wissenschaftlichen Begründung zur BK 4114 zu entnehmen.

Es wird zu diskutieren sein, ob die wissenschaftliche Datenlage es zulässt, für den Kehlkopfkrebs eine analoge Betrachtung der Synkanzerogenese durch Asbestfaserstaub und PAK vorzunehmen.

3.27 BK 4115 – Lungenfibrose durch extreme und langjährige Einwirkung von Schweißrauchen und Schweißgasen – (Siderofibrose)

Vorkommen und Gefahrenquellen

Bei Schweißvorgängen unter beengten Verhältnissen kommt es zu einer Anreicherung von Schweißrauchen und Schweißgasen. Derartige extreme Schweißbedingungen treten insbesondere bei mehrstündigen Schweißarbeiten in Kellern, Tunneln, Behältern, Tanks, Waggons, Containern, in Schiffsräumen oder unter vergleichbar räumlich beengten Verhältnissen bei arbeitshygienisch unzureichenden sicherheitstechnischen Vorkehrungen auf (d.h. fehlenden oder unzureichenden Absaugungen und/oder fehlendem persönlichen Körperschutz). Das MAG-Schweißen mit Fülldraht-Elektroden ist mit sehr hohen Emissionsraten verbunden, welche in der Regel zu sehr hohen Schweißrauch-Konzentrationen in der Luft am Arbeitsplatz führen.

In einer deutschen Fallserie zeigte sich das Krankheitsbild nach einer mindestens etwa 10-jährigen bzw. ca. 15 000-stündigen Schweißertätigkeit unter extremen Bedingungen (Buerke et al., Am J Ind Med 41 (2002) 259–268). Diese Werte sind aber nicht als Abschneidekriterium zu verstehen, d.h. unter Extremverhältnissen können auch geringere Zeiträume möglicherweise hinreichend sein, um die Erkrankung herbeizuführen.

Krankheitsbild

Das Krankheitsbild der durch extreme Schweißbedingungen verursachten interstitiellen Siderofibrose der Lungen ist einerseits von der klassischen Siderose der Lungen bei Schweißern („Eisentätowierung", nach Ende der Einwirkung kein Fortschreiten) und andererseits vom Formenkreis nicht arbeitsbedingter interstitieller Lungengerüsterkrankungen (Lungenfibrosen) abzugrenzen. Die erforderliche Diagnostik umfasst vor allem eine ausführliche Arbeitsanamnese, Lungenfunktionsdiagnostik (Blutgasabfall unter Belastung, Diffusionsschaden, Restriktion) und hochauflösende Computertomographie (Fibrose, Milchglasmuster). In Zweifelsfällen kann eine feingewebliche Sicherung indiziert sein. An diesen

Gewebsproben wird die Graduierung der Sideropneumokoniosen nach Müller und Verhoff (2000) vorgenommen.

Hinweise zur Begutachtung

Sofern die Expositionsverhältnisse extrem waren und die Diagnose feingeweblich gesichert ist, ist die gutachterliche Beurteilung nicht übermäßig kompliziert. Schwierigkeiten ergeben sich, wenn das Krankheitsbild nach klinischen Kriterien eher einer rasch fortschreitenden „idiopathischen" Lungenfibrose entspricht und der Patient Schweißer war, ohne dass die Expositionsverhältnisse extrem waren. Dann hilft nur, eine sicherheitstechnisch einwandfreie und lückenlose Abschätzung der Schweißrauchbelastung vornehmen zu lassen, um nicht eine Siderofibrose fälschlich abzulehnen.

3.28 BK 4201 – Exogen-allergische Alveolitis

Vorkommen und Gefahrenquellen

Eine große Vielzahl von Auslösern in verschiedenen Szenarien kann eine exogen-allergische Alveolitis hervorrufen. Die Farmerlunge tritt bevorzugt in regenreichen Gebieten (Alpenrand, Küstengebiete) während der Spätherbst-, Winter- und Frühjahrsmonate auf. Gefährdet sind vor allem Personen, die bei landwirtschaftlichen Arbeiten den Staub von verschimmelten Futter- und Einstreumitteln (Heu, Stroh u.a.) einatmen. Der Staub, der sich bei der Geflügelhaltung oder Weiterverarbeitung der Federn entwickelt, kann eine Vogelhalter-Lunge hervorrufen. Die Befeuchter-Lunge wird vorwiegend in Druckereibetrieben, vereinzelt auch in vollklimatisierten Arbeitsräumen beobachtet. Insgesamt ist eine Vielzahl von Auslösern (Antigenen) geeignet, die entsprechenden Krankheiten als Berufskrankheit auszulösen:

Krankheitsbezeichnung	Antigene	Exposition
Farmerlunge	thermophile Aktinomyzeten, Aspergillusarten u.a. Pilze	Landwirtschaft, Gärtner

Krankheitsbezeichnung	Antigene	Exposition
Taubenzüchterlunge Wellensittichhalterlunge Kanarienvogelhalterlunge (u.a. Vogelhalterlungen) Federbettlunge	Proteine aus Vogelkot, -serum, -federn zzgl. Schimmelpilze	Vogelzucht, -haltung (Vogelhändler, Tierarzt, Zoowärter) naturbelassenes Federbett
Befeuchterlunge	thermophile Aktinomyzeten, Aspergillusarten, andere Pilze u. Bakterien, insbesonders atypische Mykobakterien	Klimaanlagen, Kühlsysteme, Luftbefeuchter (Druckereiarbeiter) Zimmerspringbrunnen, Whirlpools, Sauna
Innenraum-Alveolitis	Schimmelpilze, Hefepilze	feuchtes Holz, feuchte Wände, Polstermöbel, Topfblumen, Zimmerspringbrunnen
Malzarbeiterlunge	Aspergillus fumigatus und clavatus	Brauwesen (schimmelige Gerste u. Malz)
Käsewäscherlunge	Penicillium species u.a.	Milchverarbeitung (schimmeliger Käse)
Waschmittellunge	Bacillus subtilis	Waschmittelherstellung
Kürschnerlunge	tierische Pelzhaare, verschiedene Pilze	Pelzverarbeitung
Holzarbeiterlunge	Holzstaub, Alternaria-Arten	Holzverarbeitung
Papierarbeiterlunge	Holzstaub, Alternaria-Arten	Papierverarbeitung
Rattenalveolitis	Ratten- und Mäuseurin	Tierpfleger, Laborant
Pankreatinpulveralveolitis	Organextrakt	Laborant
Müller-, Bäckerlunge	schimmeliges Mehl, Korn	Müller, Bäcker
Kornkäferlunge	Kornkäfer	Müller, Bäcker
Fischmehllunge	Fischmehl	Fischverarbeiter, Tierfütterer
Schalentier-Alveolitis	Hummer, Krabbe und andere Schalentiere	Schalentierverarbeiter
Seidenwurm-Alveolitis	Seidenwurm, -spinner	Seidenzüchter und -verarbeiter
Pilzzüchterlunge	Pilzsporen, Bakterien und Schimmelpilze im Pilzkompost	Pilzzüchter
Isocyanat-Alveolitis (BK 1315)	Isocyanat-Verbindungen	Chemiearbeiter, Spritzlackierer

Krankheitsbezeichnung	Antigene	Exposition
Penicillinalveolitis	Penicillin	Pharmaindustrie
Bagassose	schimmelige Bagasse	Zuckerrohrarbeiter
Korkarbeiterlunge	schimmeliger Kork	Korkarbeiter
Tabakarbeiterlunge	schimmelige Tabakblätter	Tabakarbeiter
Obstbauernlunge	verschimmelte Obst-Kühlhäuser	Obstbauer
Winzerlunge	Trauben mit Edelfäule	Winzer
Saxophonlunge	Mundstück mit Candidabefall	Saxophonspieler
Perlmuttalveolitis	Glykoproteine	Perlmuschelbearbeitung
Salamibürsterlunge	Schimmel auf Wursthaut	Salamiherstellung

Krankheitsbild

Man kann – allerdings ohne scharfe Abgrenzung – einen akuten, einen subakuten und einen chronischen Krankheitsverlauf unterscheiden. In typischen Fällen beginnt die exogen-allergische Alveolitis mehrere Stunden nach meist massiver Staubeinwirkung (z.B. Stallarbeiten) mit dem klinischen Bild einer Lungenentzündung (Farmer-, Vogelhalter-Lunge). Nach eher protrahierter Einatmung des Antigens finden sich auch subakut oder chronisch zunehmende Krankheitserscheinungen, die den Bezug zum Auslöser oft erst sehr verzögert erkennen lassen (z.B. Befeuchter-Lunge). Das Krankheitsbild ist sehr selten, der Anteil an beruflich verursachten Erkrankungen jedoch relativ hoch. Eine Ursachensuche ist immer erforderlich.

Die Diagnosesicherung erfolgt anhand einer Liste von Kriterien, wobei zwischen akuter / subakuter und chronischer berufsbedingter exogen-allergischer Alveolitis unterschieden wird (Quirce S et al., Allergy 71 (2016) 765–779):

Akute / subakute berufsbedingte exogen-allergische Alveolitis:

1. Exposition gegenüber einer potenziellen Allergenquelle am Arbeitsplatz
2. Rezidivierende Symptome 4–8 Stunden nach beruflicher Exposition
3. Erhöhte spezifische IgG-Titer gegenüber beruflichem Allergen
4. Inspiratorisches Knisterrasseln
5. HRCT-Muster kompatibel mit akuter / subakuter exogen-allergischer Alveolitis

Wenn nicht alle Kriterien erfüllt sind, kann eines der folgenden Kriterien als Ersatz dienen:

6. Lymphozytose in der bronchoalveolären Lavage
7. Histopathologie mit akuter / subakuter exogen-allergischer Alveolitis kompatibel
8. Positiver Inhalationstest im Labor oder am Arbeitsplatz oder Verbesserung nach Expositionskarenz

Chronische exogen-allergische Alveolitis:

Die Diagnose kann gestellt werden, wenn vier oder mehr der folgenden sechs Kriterien erfüllt sind:

1. Exposition gegenüber einer potenziellen Allergenquelle am Arbeitsplatz
2. Erhöhte spezifische IgG-Titer gegenüber beruflichem Allergen oder:
   Lymphozytose in der bronchoalveolären Lavage
3. Verminderte Diffusionskapazität für Kohlenmonoxid oder Hypoxämie in Ruhe oder unter Belastung
4. HRCT-Muster kompatibel mit chronischer exogen-allergischer Alveolitis
5. Histopathologie mit chronischer exogen-allergischer Alveolitis kompatibel
6. Positiver Inhalationstest im Labor oder am Arbeitsplatz oder Verbesserung nach Expositionskarenz

Wichtigste Differenzialdiagnose ist das „Organic Dust Toxic Syndrome", das Drescherfieber, welches nicht in eine Fibrose übergeht, jedoch wohl auf die Dauer überzufällig häufig mit einer Obstruktion vergesellschaftet ist.

Hinweise zur Begutachtung

Wichtig ist, die Krankheit möglichst frühzeitig zu begutachten. Die Begutachtung wird vor allem dann schwierig, wenn die Verläufe chronisch sind und keinen hinweisenden Bezug zur Einatmung von Allergenen aufweisen. Wenn Karenztests (Allergenmeidung über einen längeren Zeitraum) zu keinerlei Änderung des Krankheitsbildes führen, ist eine exogen-allergische Alveolitis zwar hiermit nicht ausgeschlossen, aber auch nicht gerade wahrscheinlich. Probleme treten auch dann auf, wenn aufgrund des fortgeschrittenen Krankheitsbildes ein Expositionsversuch unter Laborbedingungen nicht möglich ist. Verwechslungen mit dem Organic Dust Toxic Syndrome (welches selbst nicht zu Lungenfibrosen führt) kommen vor. Das Emphysem als Krankheitsfolge der exogen-allergischen Alveolitis wird gutachterlich oftmals unterschätzt, siehe Atemwegs- und Lungenkrankheiten 40 (2014), 359–364.

3.29 BK 4203 – Adenokarzinome der Nasenhaupt- und Nasennebenhöhlen durch Stäube von Eichen- oder Buchenholz

Vorkommen und Gefahrenquellen

Arbeitsplätze, an denen Eichen- oder Buchenholz verarbeitet wird, sind sowohl im industriellen als auch im handwerklichen Bereich anzutreffen. Vor allem bei maschinellen Bearbeitungsvorgängen dieser Hölzer ist mit einer Staubexposition zu rechnen. Als gefährdete Berufsgruppen sind insbesondere zu nennen: Bau- und Möbelschreiner, Parkettleger, Küfer, Stellmacher. Diese Tätigkeiten sind dadurch gekennzeichnet, dass der Anteil von Eichen- oder Buchenholz unter den verwendeten Hölzern überdurchschnittlich hoch ist; außerdem waren zumindest in der Vergangenheit in diesen Bereichen hohe Staubbelastungen festzustellen.

Krankheitsbild

Adenokarzinom der Nasenhaupt- oder Nasennebenhöhlen

Hinweise zur Begutachtung

Wenn die Diagnose erst einmal gestellt ist und die berufliche Tätigkeit langjährig in den genannten Bereichen lag, bereitet die Begutachtung selten Probleme. Allerdings ist eine wichtige Frage offen: Die Internationale Krebsforschungsagentur (IARC) der Weltgesundheitsorganisation hat generell Holzstäube im Jahre 1995, aktualisiert 2012, als krebserzeugend mit dem Zielorgan „Nasenhaupt- und -nebenhöhlen" eingestuft. Die Einstufung wurde nicht auf Hartholzstäube beschränkt. Andererseits ergibt die aktuelle Literatur keine hinreichenden Anhaltspunkte für die Karzinogenese selektiv durch Weichholzstäube.

3.30 BK 4301 – Durch allergisierende Stoffe verursachte obstruktive Atemwegserkrankungen (einschließlich Rhinopathie), die zur Unterlassung aller Tätigkeiten gezwungen haben, die für die Entstehung, die Verschlimmerung oder das Wiederaufleben der Krankheit ursächlich waren oder sein können

Vorkommen und Gefahrenquellen

Sehr große Vielfalt, hier seien nur einige Beispiele genannt:

Pflanzliche Allergene: Staub von Mehl und Kleie aus Getreide (Bäckerei, Konditorei, Mühle, Futter- und Nahrungsmittelindustrie), Backhilfsstoffe wie Enzyme, Imkerei, Rizinusbohnenstaub, Rohkaffeebohnenstaub, Kakaobohnenstaub (Plantagen-, Dock- und Lagerarbeit), Lykopodiumstaub, algenhaltige Aerosole, Futtermittelstäube, Enzyme (pharmazeutische Industrie; Fleischmürber – Küchenbetriebe; Obstverwertung), Stäube verschiedener Holzarten (Sägerei, Möbelindustrie)

Tierische Allergene: Tierepithelien (Rind, Ratte, Maus) in Landwirtschaft, industriellen und Forschungs-Laboratorien, Veterinärwesen, Insektenstaub, Federnstaub (Geflügelfarmen), Rohseidenstaub

Sonstige Allergene: zahlreiche weitere Arbeitsstoffe, z.B. auch Arzneimittel wie Antibiotika, Sulfonamide u.a.

Krankheitsbild

Allergisches Asthma und/oder allergische Rhinitis

Hinweise zur Begutachtung

Sehr wichtig ist eine frühzeitige Lungenfunktionsdiagnostik, wobei eine normale Spirometrie ein Asthma keineswegs ausschließt. Eine zeitnahe Überweisung zu einem Lungenfacharzt ist zu empfehlen. Vielmehr muss frühzeitig und noch unter Arbeitsplatzbedingungen eine zunächst unspezifische Provokationstestung (Methacholin) veranlasst werden, beispielsweise beim niedergelassenen Lungenfacharzt oder in einer arbeitsmedizinischen Ambulanz. Ist die Basis-Lungenfunktion normal und die unspezifische Atemwegsempfindlichkeit (zum Zeitpunkt, an dem der Patient am Arbeitsplatz noch exponiert ist!) regelrecht, ist in den meisten Fällen ein relevantes Berufsasthma weitgehend auszuschließen. Vorsicht geboten ist beim Isocyanatasthma, bei welchem eine normale unspezifische Atemwegsempfindlichkeit gegeben sein kann (siehe Abschnitt 3.3, Seite 51).

Entscheidende Informationen liefert oft die longitudinale Dokumentation der Lungenfunktionswerte. Diese erfolgt entweder konventionell als serielle spirometrische Untersuchung vor und nach den angeschuldigten Arbeitsstoffexpositionen über einen längeren Zeitraum, oder als vom Patienten selbst mehrfach täglich durchzuführende Lungenfunktionsuntersuchung mit Hilfe portabler elektronischer Kleinspirometer, ggf. orientierend zunächst auch nur als Peak-Flow-Messung. Auch die longitudinale Bestimmung der Methacholin-Empfindlichkeit kann wichtige diagnostische Hinweise geben, etwa wenn die unspezifische Atemwegsempfindlichkeit nach einer Arbeitswoche mit einem sensibilisierenden Arbeitsstoff höher ist als nach einer längeren expositionsfreien Zeit. Zur Dokumentation des longitudinalen Lungenfunktionsverlaufs ist eine Tabelle hilfreich.

Darstellung des longitudinalen Lungenfunktionsverlaufs für die Dokumentation bei berufsbedingten obstruktiven Atemwegserkrankungen

Parameter	**Dimension**	**Datum 1**	**Datum 2**	**Datum 3**	**...**
Vitalkapazität$_{max}$	Liter				
Einsekundenkapazität (FEV_1)	Liter				
Atemwegswiderstand	kpa/l/s				
Spez. Atemwegswiderstand	kpa/s				
Intrathorakales Gasvolumen	Liter				
Unspez. Atemwegsempfindlichkeit ($PD_{100}SRaw$, $PD_{20}FEV_1$*)	mg Methacholin				
...					
Exposition (was? wie viel? wobei?)					
Therapie (Name, Dosis, Uhrzeit)					

*) PD = diejenige Provokationsdosis eines unspezifischen Bronchokonstriktors (z.B. Methacholin), die zu einem 100%igen Anstieg des spezifischen Atemwegswiderstands SRaw oder zu einem 20%igen Abfall der Einsekundenkapazität führt. Ein niedriger PD-Wert entspricht somit einer ausgeprägten bronchialen Hyperreagibilität

Als Goldstandard der Sicherung der Diagnose eines allergischen Asthmas gilt die bronchiale Provokationstestung mit dem angeschuldigten Arbeitsstoff, die vom Aufwand her dem pneumologischen oder arbeitsmedizinischen Spezialisten vorbehalten ist.

Die aktuellen Empfehlungen zur Durchführung des arbeitsplatzbezogenen Expositionstests einer Arbeitsgruppe der European Respiratory Society (Vandenplas O et al., ERJ 43 (2014) 1573–1587) sind sehr aufwändig, eine Aktualisierung der deutschen Leitlinie (ASU 45 (2010) 434–441) ist in Arbeit.

Die Begutachtung erfolgt nach der Reichenhaller Empfehlung, welche auf einem aktuellen Konsens der Fachgesellschaften basiert.

3.31 BK 4302 – Durch chemisch-irritativ oder toxisch wirkende Stoffe verursachte obstruktive Atemwegserkrankungen, die zur Unterlassung aller Tätigkeiten gezwungen haben, die für die Entstehung, die Verschlimmerung oder das Wiederaufleben der Krankheit ursächlich waren oder sein können

Vorkommen und Gefahrenquellen

Ebenfalls sehr umfangreich. Die Auslöser können in Form von Gasen, Dämpfen, Stäuben oder Rauchen vorkommen und lassen sich folgendermaßen gruppieren:

- leicht flüchtige organische Arbeitsstoffe: z.B. Acrolein, Ethylenimin, Chlorameisensäureäthylester, Formaldehyd, Phosgen, Desinfektionsmittel,
- schwer flüchtige organische Arbeitsstoffe: z.B. einige Härter für Epoxidharze, Maleinsäureanhydrid, Naphthochinon, Phthalsäureanhydrid, p-Phenylendiamin; Kolophonium (Lötarbeiten, Geigen),
- leicht flüchtige anorganische Arbeitsstoffe: z.B. Nitrose Gase, einige Phosphorchloride, Schwefeldioxid;
- schwer flüchtige anorganische Arbeitsstoffe: z.B. Persulfat, Zinkchlorid,
- Substanzgemische wie Schweißrauche, Irritantien in Friseurbetrieben u.v.a.m.
- Endotoxine in organischen Stäuben

Krankheitsbild

Asthma bronchiale oder chronische obstruktive Bronchitis (COPD), letztere vor allem nach langjähriger Einwirkung von Irritantien wie Schweißrauchen und landwirtschaftlichen Stäuben.

Hinweise zur Begutachtung

In der Regel bedarf es einer hohen, oberhalb des Arbeitsplatzgrenzwertes des Auslösers liegenden Exposition. Im Kern gelten die Ausführungen wie zur BK 4301 (siehe Abschnitt 3.30, Seite 97), freilich ohne die „Hilfe" der allergologischen Diagnostik. Daher ist die Diagnostik bei der BK 4302 oftmals sehr viel schwieriger als bei der BK 4301, insbesondere dann, wenn

- der Verlauf sehr schleichend ist und
- eher eine chronisch-obstruktive Bronchitis mit geringer Variabilität vorliegt.

Arbeitsplatzsimulierende Provokationstestungen haben in der Diagnostik der Berufskrankheit 4302 einen sehr viel geringeren Stellenwert als bei den obstruktiv bedingten Atemwegserkrankungen durch sensibilisierende (allergische) Auslöser.

Die Begutachtung erfolgt nach der Reichenhaller Empfehlung, welche auf einem aktuellen Konsens der Fachgesellschaften basiert.

3.32 BK 5101 – Schwere oder wiederholt rückfällige Hauterkrankungen, die zur Unterlassung aller Tätigkeiten gezwungen haben, die für die Entstehung, die Verschlimmerung oder das Wiederaufleben der Krankheit ursächlich waren oder sein können

Vorkommen und Gefahrenquellen

Eine Gefährdung im Sinne der Berufskrankheit Nr. 5101 kann gegeben sein bei

1. **Feuchtarbeit,** die einen erheblichen Teil der Arbeit einnimmt, besonders bei zusätzlicher mechanischer und chemischer Einwirkung.
   Erfahrungsgemäß sind dabei Tätigkeiten als hautgefährdend anzusehen, bei denen die Beschäftigten
   - regelmäßig mehr als 2 Stunden täglich mit den Händen Arbeiten in feuchtem Milieu verrichten oder
   - über einen entsprechenden Zeitraum feuchtigkeitsdichte Handschuhe (Okklusion) tragen, bzw. häufig und/oder intensiv ihre

Hände reinigen müssen, wobei „häufig" mit etwa 20-mal pro Tag angesetzt werden kann.

2. Hautkontakt mit **chemischen Substanzen** mit irritativer bzw. allergener Potenz, z.B. mit
   - Metallionen (z.B. von Chrom, Nickel, Kobalt)
   - alkalischen Flüssigkeiten (z.B. wassergemischte Kühlschmiermittel, Reinigungslösungen, Detergenzien)
   - Lösungsmitteln (z.B. aliphatischen und aromatischen Kohlenwasserstoffen, hochsiedenden Mineralölfraktionen, Nitroverdünnungen, Terpentinölen und Terpentinersatzpräparaten)
   - Friseurchemikalien (z.B. Glycerylmonothioglykolat, p-Phenylendiamin)
   - Lötsubstanzen (Kolophonium) etc.
3. Auch **natürliche Stoffe** können eine Gefahrstoffquelle sein, wie z.B. Naturlatex, Mehle, Pflanzenbestandteile, Hölzer, Tierhaare, Tierschuppen (sowie weitere tierische Proteine).
4. Einwirkung von **physikalischen Faktoren,** wie z.B. von Mineralfasern, Schnitthaaren bei Friseuren, UV-Strahlen, thermischen Reizen (Hitze und Kälte) sowie Mikrotraumen durch Metall- oder Glasteilchen.
5. Einwirkung von **hautpathogenen Keimen** (z.B. Pilzen und Bakterien), die saprophytär vorhanden sind oder direkt übertragen werden und infolge günstigen Milieus (Feuchtigkeit, Wärme) in Wachstum und Ausbreitung gefördert werden.

Berufe mit deutlich erhöhtem Erkrankungsrisiko für Kontaktekzeme

Tätigkeit	**Einwirkung**	**wichtige Allergene und chemisch-irritative Substanzen**
Heil- und Pflegeberufe	Desinfektionsmittel	Formaldehyd, Glutaraldehyd, Quecksilberverbindungen, Chlorkresol, Phenole u.a.
	Arzneistoffe	Antibiotika, Lokalanästhetika, ätherische Öle
	Gummihandschuhe	Gummihilfsstoffe[1a], Naturlatex[1b]

Berufe mit deutlich erhöhtem Erkrankungsrisiko für Kontaktekzeme

Tätigkeit	Einwirkung	wichtige Allergene und chemisch-irritative Substanzen
Bäcker Konditoren	Teige	Weizen-, Roggen- und Sojamehl, Amylase, Vanille, Bittermandel, Anis, Orangenschalenextrakt, Zimt u.a.
	Aromen und Gewürze	Benzoesäure, Sorbinsäure, Oktyl-, Propyl- und Dodecylgallat
	Konservierungsmittel und Antioxidantien, Reinigungsmittel	Desinfektions- und Konservierungsstoffe, waschaktive Substanzen
Friseure	Dauerwellenmittel	Ester und Salze der Thioglykolsäure, Fixiermittel
	Haarfarben	p-Phenylendiamin, p-Toluolendiamin und andere Färbemittel, Resorcin, Parabene
	Blondiermittel	Persulfate
	Haarwaschmittel	Konservierungsstoffe, Duftstoffe, Pflanzenextrakte, Cocamidopropylbetain u.a. Emulgatoren und waschaktive Substanzen
Metallbearbeitung	Kühlschmierstoffe	diverse
	Gummihandschuhe	Gummihilfsstoffe[1a], Naturlatex[1b]

Berufe mit deutlich erhöhtem Erkrankungsrisiko für Kontaktekzeme

Tätigkeit	Einwirkung	wichtige Allergene und chemisch-irritative Substanzen
Galvaniseure	galvanische Bäder	Nickel-, Chrom[2]- und Kobaltverbindungen, Säuren, Alkalien
	Entfettungsmittel	Lösungsmittel[3]
	Gummihandschuhe	Gummihilfsstoffe[1a], Naturlatex[1b]
Bauarbeiter	Zement, Frischbeton	(Bi)Chromate[2] der Alkalien, Kobaltverbindungen, unausgehärtete Epoxidharze und Härter, Isocyanate
Maler, Lackierer, Anstreicher	Farben	Kunstharze, Terpentin und -ersatzstoffe, Farbpigmente (Chrom[2]-, Kobaltverbindungen u.a.)
Leder- und Fellverarbeitung	Gerbstoffe	Chromverbindungen[2], Tannin
	Kleber	Säuren, Laugen, Kolophonium, p-ter.-Butylphenolformaldehydharz
	Imprägniermittel	Lösungsmittel[3]
	Färbemittel	Kunstharze, Azofarben u.a.
Landwirtschaftliche Berufe	Futtermittelstäube	Getreide, Medikamente u.a., Futtermittelzusätze (Olaquindox, Phenothiazine, Antibiotika)
	Tierhaare, -speichel, Urin Pflanzenbestandteile	tierische Proteine, pflanzliche Proteine

Berufe mit deutlich erhöhtem Erkrankungsrisiko für Kontaktekzeme

Tätigkeit	Einwirkung	wichtige Allergene und chemisch-irritative Substanzen
	Gummiartikel	Gummihilfsstoffe[1a], Naturlatex[1b]
	Desinfektionsmittel	Formaldehyd, Chloramin u.a.
	Melkfett	Osmaron B, Lanolin
	Pflanzenschutzmittel Düngemittel	

[1a] Thiurame, Thiocarbamate, Mercaptobenzothiazole, Diphenylguanidin, Alterungsschutzmittel u.a.
[1b] Soforttypreaktionen (Urtikaria, Asthma, Anaphylaxie)
[2] Alkalisalze der Chromsäure (Cr VI) sind wahrscheinlich im Gegensatz zu den Salzen des dreiwertigen Chroms (Cr III), wie dem Sulfat oder Alaun, keine Ekzematogene, penetrieren aber wesentlich leichter die Haut und werden dort zu dem stark ekzematogenen Cr III reduziert. Deshalb wird die Testung sowohl bei Chrom-VI-Exponierten (z.B. Maurern) wie auch bei Chrom-III-Exponierten (z.B. Gerbern oder Galvaniseuren) in der Regel mit Kaliumdichromat durchgeführt.
[3] Kohlenwasserstoffe, Halogenkohlenwasserstoffe, Alkohole, Ether, Ketone, Ester und Vertreter anderer Stoffklassen.

Krankheitsbild

Die „Schwere" der Erkrankung wird aufgrund der klinischen Symptomatik, nach Morphologie und Beschwerdebild, aus Verlauf und Dauer der Erkrankung und aufgrund der Ausprägung der beruflich verursachten Allergien beurteilt. Auch eine klinisch leichte Hauterkrankung kann allein wegen ihrer Dauer als schwer wiegend einzustufen sein, wenn eine ununterbrochene Behandlungsbedürftigkeit von sechs oder mehr Monaten gegeben ist.

„Wiederholt rückfällig" ist die Erkrankung dann, wenn mindestens drei Krankheitsschübe, d.h. Ersterkrankung und zwei Rückfälle, vorliegen. Ein Rückfall setzt eine weitgehende Besserung oder Abheilung des vorangegangenen Krankheitsschubes unter Karenz sowie den Zusammenhang mit der Ersterkrankung voraus, wenn der Erkrankte zwischenzeitlich wieder beruflich tätig gewesen ist.

Das „Hautarztverfahren" wird von Hautärzten, Betriebs- und Arbeitsmedizinern eingeleitet, wenn bei krankhaften Hautveränderungen die Möglichkeit besteht, dass durch eine berufliche Tätigkeit eine Hauterkrankung entsteht, wiederauflebt oder sich verschlimmert. Es bietet eine gemeinsame Grundlage für Ärzte und Berufsgenossenschaften, schnell und effektiv geeignete Maßnahmen zu ergreifen, einer Berufskrankheit vorzubeugen und Betroffenen zu ermöglichen, die berufliche Tätigkeit fortzusetzen.

Hinweise zur Begutachtung

Die Begutachtung folgt der Bamberger Empfehlung.

3.33 BK 5103 – Plattenepithelkarzinome oder multiple aktinische Keratosen der Haut durch natürliche UV-Strahlung

Vorkommen und Gefahrenquellen

Epidemiologische Studien zeigen einen konsistenten, vielfach replizierten, statistisch signifikanten und klinisch relevanten Zusammenhang zwischen arbeitsbedingter UV-Exposition und steigendem Risiko für die Entwicklung von Plattenepithelkarzinomen der Haut. Die vorliegende epidemiologische Evidenz stützt die Annahme, dass in Deutschland Beschäftigte mit langjähriger Außentätigkeit im Vergleich zur übrigen Bevölkerung ein um etwa 100 % höheres Risiko für die Entstehung von kutanen Plattenepithelkarzinomen haben.

Es lassen sich Personengruppen identifizieren, die eine besondere solare UV-Exposition in ihrer Arbeitstätigkeit haben. Dazu gehören u.a. Arbeiten im Freien, die insbesondere vorkommen in folgenden Bereichen:

- Land- und Forstwirtschaft
- Fischerei und Seefahrt
- Baugewerbe und Handwerk (z.B. Dachdecker, Zimmerleute, Bauarbeiter, Maurer, Stahlbauschlosser, Schweißer an Brücken)
- Straßenarbeiter
- Bademeister, Bergführer u.a.

In Deutschland gibt es etwa 2 Mio. Arbeitnehmer mit Beschäftigungsfeldern im Freien. Weiterhin zu berücksichtigen sind Arbeiten im Ausland (in südlichen Ländern) und auf See.

Ein in Deutschland lebender Mensch, der nicht im Freien arbeitet, ist während eines Jahres durchschnittlich etwa gegenüber 130 SED (standardisierten Erythemdosen) natürlichen Ursprungs (Sonne) exponiert. Bei im Freien Beschäftigten kommen durch die Arbeit nach bisherigen Erkenntnissen durchschnittlich (d.h. ganzjährig und ganztätig im Freien tätig, sogenannte volle Outdoorarbeitsjahre) 170 SED hinzu, wie sich aus empirischen Messungen ableiten läßt. Für einen Beschäftigten läßt sich die individuelle, nicht arbeitsbedingte UV-Exposition (A) mit 130 SED x Lebensjahre und die arbeitsbedingte UV-Exposition (B) mit durchschnittlich 170 SED x volle Outdoorarbeitsjahre errechnen. (Besteht eine arbeitsbedingte Sonnenexposition nur an einem Teil der Arbeitstage oder nur zu bestimmten Uhrzeiten, erfolgen entsprechend der Intensität der UV-Strahlung errechenbare Abschläge.)

Die Entscheidung des Verordnungsgebers, eine überwiegend arbeitsbedingte Verursachung bei einer zusätzlichen UV-Exposition von 40 % im Hautareal, wo sich der Tumor entwickelt hat, anzunehmen, ist aus epidemiologischen Daten zwar nicht direkt ableitbar, jedoch ist sie als eine Entscheidungsregel zur Bewertung von Plattenepithelkarzinomen als Berufskrankheit in der Einzelfallprüfung geeignet. Die Annahme, dass eine zusätzliche arbeitsbedingte UV-Belastung von 40 % am Ort der Tumorentstehung für eine überwiegend arbeitsbedingte Verursachung spricht, hat somit den Charakter einer Konvention auf der Basis der bestverfügbaren wissenschaftlichen Datenlage und der klinischen Erfahrung.

Krankheitsbild

Die wesentlichen durch UV-Strahlung beeinflussten Hautkrebsarten sind Plattenepithelkarzinome, Basalzellkarzinome (Basaliome) und maligne Melanome.

Gegenstand der Berufskrankheit 5103 sind ausschließlich Plattenepithelkarzinome sowie aktinische Keratosen. Aktinische Keratosen können als intraepitheliale Neoplasien und obligate

Ausgangsstadien eines Plattenepithelkarzinoms allerdings nur dann als Berufskrankheit anerkannt werden, wenn sie multipel auftreten. Als multipel im Sinne der Berufskrankheit 5103 gelten aktinische Keratosen, wenn sie

- mit einer Zahl von mehr als 5 pro Jahr einzeln oder
- konfluierend in einer Fläche von größer als 4 cm^2 (Feldkanzerisierung) auftreten.

Hinweise zur Begutachtung

Die Begutachtung erfolgt formal konsentierten Empfehlungen, hier der Bamberger Empfehlung.

4. Berufskrankheit abgelehnt oder MdE als zu gering empfunden – was tun? – Der Gang vors Sozialgericht

4.1 Der Patient versteht den Bescheid nicht – wer hilft?

Wenn am Ende eines Berufskrankheiten-Verfahrens ein Bescheid steht, der – sei er positiv oder negativ – mit den Erwartungen übereinstimmt, dann wird der Patient dies meist so hinnehmen. Vielfach entwickelt sich über die Jahre – mit den Folge-Begutachtungen – durchaus ein Vertrauensverhältnis zwischen dem Patienten und dem Sachbearbeiter. Das kann das Leben einfacher machen, wenn es um die Fragen geht:

- Terminierung von Nachbegutachtungen
- wer soll die Nachbegutachtungen durchführen?
- Terminierung und örtliche Planung von Heilverfahren
- Umschulung, Heil- und Hilfsmittelversorgung

usw.

Nicht selten wird der Patient aber auch enttäuscht sein, etwa wenn

- er mit einer Anerkennung gerechnet hat, und es folgt eine Ablehnung,
- eine Präventionsmaßnahme zu Lasten der Berufsgenossenschaft erwartet wurde (z.B. niederschwellige berufliche Maßnahme bis maximal hin zur Umschulung), und es folgt eine Ablehnung.

Enttäuschte Gesichter gibt es vor allem dann, wenn während des Berufskrankheiten-Verfahrens niemand mit dem Patienten offen über die Chancen gesprochen hat. Sachbearbeiter werden sich professionell bedeckt halten und auf die Gutachter bzw. auf ihre Teamleiter verweisen, und „überprofessionelle" Gutachter meiden oft das tiefergehende Gespräch mit dem Patienten und verweisen auf die Berufsgenossenschaft. So steht der Patient oft höchst verwundert vor einem Ablehnungsbescheid, mit dem er so nicht gerechnet hat.

Auch wenn der Patient den Bescheid in seinem Amtsdeutsch nicht versteht, muss die Widerspruchsfrist, bis zu der man sich entschieden haben muss, ob man in Widerspruch geht oder nicht, beachtet werden.

Dann drei Ratschläge:

Erstens: Der Patient sollte einen Telefon- oder persönlichen Gesprächstermin mit seinem Berufskrankheiten-Sachbearbeiter ausmachen und sich den Bescheid erklären lassen.

Zweitens: Sie als Arzt (vorrangig Facharzt bzw. anzeigender Arzt, ggf. der Hausarzt) können (mit schriftlichem Einverständnis des Patienten) das Gutachten anfordern und mit dem Patienten das weitere Vorgehen besprechen.

Drittens: Bitte übersehen Sie bei einer BK-Ablehnung ggf. nicht die Anerkennung von § 3-Maßnahmen. In manchen Situationen, z.B. jüngerer Patient ohne bleibenden Funktionsschaden durch die stattgehabte berufliche Einwirkung, kann auch so das wichtigste Ziel, z.B. „Umsetzung auf einen expositionsfreien Arbeitsplatz" oder „Beginn einer Umschulung", erreicht werden.

Der Patient entscheidet nun auf der Grundlage dieser Informationen, ob er ins Widerspruchsverfahren und ggf. vors Sozialgericht gehen will.

Wenn der Patient Widerspruch einlegen möchte, muss er ihn begründen.

Beachte: Die Erfahrung lehrt, dass nur der gutachterlich erfahrene Facharzt helfen kann, eine stichhaltige Widerspruchsbegründung zu liefern, die Aussicht auf Erfolg hat.

Aufgrund gezielt formulierter Widersprüche beauftragt die Berufsgenossenschaft mitunter noch einmal einen Gutachter. Wenn tatsächlich etwas Entscheidungsrelevantes unberücksichtigt blieb oder anderweitige handfeste Schwächen aufgedeckt werden, kann mitunter ein zugunsten des Patienten abgeänderter Bescheid resultieren.

4.2 Braucht der Patient einen Anwalt?

Der Patient braucht weder im Widerspruchsverfahren noch vor dem Sozialgericht einen Anwalt. Nur wenige Anwälte sind auf das Sozialrecht, speziell auf das Berufskrankheitenrecht, spezialisiert. Fachanwälte für Arbeitsrecht sind auf Streitverfahren aus Arbeits- und Tarifverträgen, jedoch nicht durchweg auch auf das Sozialrecht spezialisiert. Es ist oft peinlich, was nicht spezialisierte Anwälte an Schriftsätzen der Berufsgenossenschaft oder dem Sozialgericht liefern. Peinlich dann, wenn es einerseits ohne jeden medizinischen Hintergrund zu Papier gebracht wird, andererseits die basalen Besonderheiten im Berufskrankheitenrecht offensichtlich nicht gekannt werden. Dann ist es besser, keinen Anwalt zu nehmen (und zu bezahlen), als einen unerfahrenen. Denn: Die Berufsgenossenschaft, evtl. der nächste Gutachter hat es oft leicht, mit Denkfehlern behaftete Argumente eines unerfahrenen Anwalts zu „erledigen", ohne noch einmal tiefer in die eigentliche Ursachenbeurteilung einzusteigen. Damit ist dem Patienten dann aber ganz und gar nicht gedient.

Beachte: Wenn der Patient einen Anwalt nehmen möchte, sollte darauf geachtet werden, dass er im Berufskrankheitenrecht wirklich erfahren und gedanklich zuhause ist!

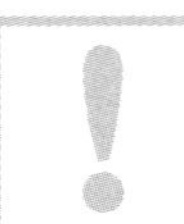

4.3 Hilft der Sozialverband VdK oder die Gewerkschaft?

Wenn Sozialverband VdK und Gewerkschaft – zur Unterstützung des Patienten in schriftlichen Angelegenheiten – frist- und formgerecht Widerspruch einlegen oder Klage einreichen, ist das hilfreich. Aber wenn Sachbearbeiter ohne medizinische Grundkenntnisse und ohne sozialjuristische Kompetenz in die Argumentation einsteigen, ist das nicht förderlich.

Auch sehe ich oft, dass in absehbar vollständig aussichtslosen Fällen (zum Beispiel weil die Exposition, die für eine Berufskrankheit erforderlich ist, fehlte, oder weil das Krankheitsbild, um das es geht, gar nicht vorliegt), zum Widerspruch und zum Sozialgerichtsverfahren zugeraten wird, so dass Enttäuschungen vorprogrammiert sind.

Ich würde mir wünschen, dass beim VdK und bei den Gewerkschaften noch viel mehr medizinische und mehr sozialjuristische Kompetenz in die differenzierte Beratung der Mitglieder gesteckt wird.

4.4 Hilft eine Selbsthilfegruppe?

In wohl keinem Gebiet der Medizin gibt es eine solche Entzweiung zwischen Selbsthilfegruppen und der Fachärzteschaft wie auf dem Gebiet der Arbeitsmedizin. Das hat vielerlei Gründe und ist im Resultat sehr bedauerlich. Auf Gebieten, in denen es nicht so sehr um gutachterliche Fragestellungen geht, kann die Zusammenarbeit sehr angenehm sein, wie die gute Kooperation zwischen Patienten und Ärzteschaft beispielsweise auf dem Gebiet der rheumatischen Erkrankungen, des Bluthochdrucks und der asthmatischen und allergischen Erkrankungen zeigt. Aber in der Arbeitsmedizin ist das leider oft immer noch anders. In der Vergangenheit wurden zwischen Ärzten und Selbsthilfegruppen auch viele Fehler in der Kommunikation begangen, die man heute nicht mehr so machen würde. Insofern fällt es nicht leicht, hier eine ehrliche Empfehlung abzugeben.

Vielleicht hilft dieses Einstiegs-Büchlein ein wenig bei der Überwindung dieser Distanz.

Nach meiner Einschätzung kann bei klar definierten Krankheitsbildern eine informierte und erfahrene Selbsthilfegruppe sehr wohl den Patienten helfen. Dies gilt sowohl für den Umgang mit den Krankheitsfolgen als auch für den Umgang mit Berufsgenossenschaften, Gutachtern und Gerichten. Ich möchte da besonders den Silikosebund und die Asbestose-Selbsthilfegruppen hervorheben.

4.5 Wer zahlt die Prozesskosten? Welches Risiko geht der Patient ein?

Die erste Instanz im Sozialgerichtsverfahren ist für den Kläger kostenlos. Der Kläger geht daher kein wirkliches Risiko ein.

Der Steuerzahler kommt für die Kosten auf. (Dies ist auch der Grund, weshalb man aus Verantwortung gegenüber der Allgemeinheit keine Klagen ohne jede Erfolgsaussicht starten sollte.)

4.6 Noch ein Gutachter – die eine Krähe hackt doch der anderen kein Auge aus?

Im Sozialgerichtsverfahren wird vom Gericht oftmals ein weiterer medizinischer Gutachter beauftragt. Der Patient kann einen Gutachter nach § 109 des Sozialgerichtsgesetzes vorschlagen.

Noch vor Jahren sagten Außenstehende über Mediziner öfter „Eine Krähe hackt der anderen kein Auge aus" – das meinte, etwas freundlicher formuliert: „Ein Arzt wird dem anderen nicht widersprechen/keine Fehler bei einem anderen Arzt kritisieren". Der Spruch scheint etwas aus der Mode gekommen zu sein. Wie auch immer: In der Gutachterei gilt der Satz nicht wirklich. Natürlich gibt es keine Statistiken darüber, wie oft ein Gutachter dem anderen hier widerspricht, da zustimmt, dort wieder Details und Nuancen anders sieht – insgesamt aber darf man wohl davon ausgehen, dass jeder erfahrene Gutachter, erst recht der Gerichtsgutachter, seine Auffassung sorgfältig und transparent für den Auftraggeber begründet, ohne Rücksicht auf Vorgutachten.

Erfahrene Gutachter sind durchaus „Manns genug", einem Vorgutachter – auch wenn es ein ehemaliger Klinikkollege oder der frühere Chef ist – zu widersprechen. Ein solches „emotionales Abhängigkeitsverhältnis" wird der Gutachter dem Gericht anzeigen und gleichwohl nicht automatisch befangen sein. Man kann sehr wohl mit dem Vorgutachter höflich umgehen und trotzdem zu einer anderen Schlussfolgerung kommen.

Insofern ist die Befürchtung, die Gutachter seien alle „untereinander verbandelt" und keiner würde dem anderen widersprechen wollen, in aller Regel unbegründet.

Hier ist stets vom *medizinischen* Sachverständigen die Rede. Oft sind es aber gar nicht so sehr die medizinischen, sondern vielmehr die *technischen* Fragen, mit denen eine Berufskrankheiten-Anerkennung steht und fällt: Wie hoch war die schädliche Konzentration eines Arbeitsstoffes in der Atemluft tatsächlich? Wie hoch war die Vibrationsbelastung der Wirbelsäule? Wie impulshaltig waren die Schwingungen? Hier sehe ich das Problem, dass die technischen Ermittlungen zu Einwirkungen nur selten von unabhängiger dritter

Seite überprüft werden. Dies muss ggf. zwischen Kläger und Sozialgericht erörtert werden.

4.7 Vor Gericht und auf hoher See …

„Coram iudice et in alto mare in manu dei soli sumus", also „Vor Gericht und auf hoher See sind wir allein in Gottes Hand" – dieser Satz wird gern gebraucht, um unsere Einflusslosigkeit in den beiden genannten Situationen zu veranschaulichen – es geschieht einfach mit einem, man kann sein Schicksal nicht in die Hand nehmen. Als Spruch eigentlich etwas nihilistisch gemeint und von Anwälten gegenüber ihren Mandanten gern zur Vorbereitung auf das Scheitern eines Prozesses zitiert, kann man den Spruch auch – je nach Einstellung – ganz anders und viel zuversichtlicher interpretieren, nämlich „geborgen, in guten Händen".

Sozialrichter brauchen nun einmal Argumente, mit denen die eine und die andere Streitpartei ihre Auffassung begründet. Je konkreter, je gezielter die Kritik an der Entscheidungsgrundlage der Berufsgenossenschaft „auf den Punkt gebracht" wird, und je besser, je präziser, je stichhaltiger diese Kritik untermauert wird, umso eher werden Gutachter und Gericht an dieser Stelle „einhaken" und eine neue Prüfung vornehmen können.

Kurzum, etwa 85 % aller erstinstanzlichen Sozialgerichtsentscheidungen kommen zur Bestätigung der Einschätzung der Berufsgenossenschaften. Das sollte unser Vertrauen in die generelle Treffsicherheit der Verwaltung durchaus verstärken.

Aber immerhin sehen die Gerichte jeden siebten Fall anders als die Berufsgenossenschaften, und das ist keine kleine Zahl. Wie oft dann in komplizierten Landessozialgerichtsverfahren, in denen es ja in aller Regel um Grundsatzfragen und den Streit von „medizinischen Lehrmeinungen" und „Gutachterschulen" geht, die eine oder andere Seite letztlich obsiegt, geht weit über die Zielrichtung unseres kleinen Ratgebers hinaus.

5. Kurzgefasst: Die 10 häufigsten Missverständnisse im Berufskrankheiten-Verfahren

Hier sind – gewissermaßen im Telegrammstil – die 10 häufigsten Missverständnisse zusammengefasst, die immer wieder auftreten. *Warum* es sich um Missverständnisse handelt, wird sich dem genaueren Leser aus dem Studium des Büchleins erschließen.

5.1 Krankheit durch Arbeit ist gleich Berufskrankheit. Mein Arzt sagt, das ist eine Berufskrankheit, er hat sie doch angezeigt!

Nur ein kleiner Teil der arbeitsbedingten Krankheiten kann Berufskrankheit sein. Was eine Berufskrankheit ist, hat der Gesetzgeber (ziemlich restriktiv) formuliert. Der Arzt kann den begründeten Verdacht auf eine Berufskrankheit aussprechen – ob es eine ist oder nicht, entscheidet erst einmal die Berufsgenossenschaft, aber letztlich das Sozialgericht oder Landes- oder Bundessozialgericht, niemand sonst.

5.2 Der Betrieb hat mir geschadet, da bin ich krank geworden, also ist es eine Berufskrankheit!

Oft haben betriebliche Situationen eine ungünstige Wirkung auf die (körperliche und seelische) Gesundheit gehabt, freilich. Dennoch fällt nur ein sehr kleiner Teil hiervon unter den restriktiven und vom Gesetzgeber vorgegebenen Begriff einer Berufskrankheit.

5.3 Vorher war ich doch gesund! Es gibt doch sonst keinen Grund für die Krankheit!

Viele Krankheiten treten auf, ohne dass die moderne Medizin die Ursache hierfür weiß. Auch wenn sich außerhalb der Arbeit keine Ursache für eine Krankheit finden lässt, heißt das noch lange nicht, dass eine Berufskrankheit vorliegt! Vieles bleibt in der Ursacheneinschätzung unklar. Berufskrankheiten sind keine Ausschlussdiagnosen.

5.4 Der Stoff war da! Also kommt die Krankheit doch davon!

Eine der häufigsten Fehleinschätzungen überhaupt, nicht nur unter Patienten, sondern auch unter Ärzten, die arbeitsmedizinisch nicht oder nur unzureichend ausgebildet sind. Ich hatte Umgang mit einem Lösemittel, also kommt meine Nervenerkrankung davon. Leider ist es nicht so einfach, da von schädlichen Stoffen oft eine bestimmte Dosis (Konzentration mal Dauer) einwirken muss, um bestimmte schädliche Effekte hervorzurufen!

5.5 Ich habe doch schon einen GdB für diese Krankheit, da muss die MdE doch klar sein!

Der GdB im Schwerbehindertenrecht hat nichts zu tun mit der Minderung der Erwerbsfähigkeit im Berufskrankheitenrecht – weder von der Ursacheneinschätzung, noch passen sie der Höhe nach zueinander.

5.6 Die Berufsgenossenschaft ist mein Gegner!

In der übergroßen Mehrzahl der Fälle ist das nicht so. Insbesondere dann schon gar nicht, wenn es um Präventionsmaßnahmen geht, also um vorbeugende = schützende Maßnahmen zur Verhinderung der Entstehung einer Berufskrankheit. Juristisch kann die Berufsgenossenschaft durchaus der „Streitgegner“ sein, trotzdem muss sie auch zu ihrem Nachteil ermitteln (Amtsermittlungspflicht)!

5.7 Gutachter ist Anwalt, Fürsprecher des Patienten?

Der Gutachter ist streng neutral, er ist nicht der Fürsprecher des Patienten oder der „medizinische Anwalt gegen die mächtige Berufsgenossenschaft“.

5.8 Im Zweifel für den Patienten!?

Nicht im Berufskrankheitenrecht. Wenn eine Berufskrankheit anerkannt werden soll, muss die berufliche Ursache rechtlich wesentlich zur Erkrankung beigetragen haben.

5.9 Sozialgericht: bringt doch eh nichts!

In (nur, aber immerhin) 15 % der Fälle bringt die Klärung vor dem Sozialgericht eine Änderung des vorangegangenen Bescheides der Berufsgenossenschaft.

5.10 Auch wenn alle es anders sehen: Ich mache weiter!

Wenn mehrere Gutachter unabhängig voneinander, vielleicht noch der Sozialrichter und der eine oder andere Facharzt mit guten Kenntnissen im Berufskrankheitenrecht dem Patienten sagen, dass ein weiteres Verfolgen seiner Vorstellung in Richtung einer Berufskrankheit aussichtslos ist, dann sollte der Patient dieses Thema und seine Akten dazu auch abschließen. Manches muss man einfach hinnehmen. Das dauerhafte Laufen gegen eine Wand kann auch krank machen. In einer Gesellschaft muss sich das persönliche, oftmals gut nachvollziehbare Rechtsempfinden des Einzelnen der staatlichen Gesetzgebung und Rechtsanwendung beugen, um ein möglichst faires Miteinander zu wahren.

6. Anhang

6.1 Liste der Berufskrankheiten
(Inkrafttreten der Neuerungen: Juli 2017)

Berufskrankheit-Nr.	Krankheiten
1	**Durch chemische Einwirkungen verursachte Krankheiten**
11	**Metalle oder Metalloide**
1101	Erkrankungen durch Blei oder seine Verbindungen[1]
1102	Erkrankungen durch Quecksilber oder seine Verbindungen[1]
1103	Erkrankungen durch Chrom oder seine Verbindungen[1]
1104	Erkrankungen durch Cadmium oder seine Verbindungen[1]
1105	Erkrankungen durch Mangan oder seine Verbindungen[1]
1106	Erkrankungen durch Thallium oder seine Verbindungen[1]
1107	Erkrankungen durch Vanadium oder seine Verbindungen[1]
1108	Erkrankungen durch Arsen oder seine Verbindungen[1]
1109	Erkrankungen durch Phosphor oder seine anorganischen Verbindungen[1]
1110	Erkrankungen durch Beryllium oder seine Verbindungen[1]
12	**Erstickungsgase**
1201	Erkrankungen durch Kohlenmonoxid[1]
1202	Erkrankungen durch Schwefelwasserstoff[1]
13	**Lösemittel, Schädlingsbekämpfungsmittel (Pestizide) und sonstige chemische Stoffe**
1301	Schleimhautveränderungen, Krebs oder andere Neubildungen der Harnwege durch aromatische Amine
1302	Erkrankungen durch Halogenkohlenwasserstoffe
1303	Erkrankungen durch Benzol, seine Homologe oder Styrol[1]

Berufskrank-heit-Nr.	Krankheiten
1304	Erkrankungen durch Nitro- oder Aminoverbindungen des Benzols oder seiner Homologe oder ihrer Abkömmlinge[1]
1305	Erkrankungen durch Schwefelkohlenstoff[1]
1306	Erkrankungen durch Methylalkohol (Methanol)[1]
1307	Erkrankungen durch organische Phosphorverbindungen[1]
1308	Erkrankungen durch Fluor oder seine Verbindungen[1]
1309	Erkrankungen durch Salpetersäureester[1]
1310	Erkrankungen durch halogenierte Alkyl-, Aryl- oder Alkylaryloxide
1311	Erkrankungen durch halogenierte Alkyl-, Aryl- oder Alkylarylsulfide
1312	Erkrankungen der Zähne durch Säuren
1313	Hornhautschädigungen des Auges durch Benzochinon
1314	Erkrankungen durch para-tertiär-Butylphenol
1315	Erkrankungen durch Isocyanate[1]
1316	Erkrankung der Leber durch Dimethylformamid
1317	Polyneuropathie oder Enzephalopathie durch organische Lösungsmittel oder deren Gemische
1318	Erkrankungen des Blutes, des blutbildenden und des lymphatischen Systems durch Benzol
1319	Larynxkarzinom durch intensive und mehrjährige Exposition gegenüber schwefelsäurehaltigen Aerosolen
1320	Chronisch-myeloische oder chronisch-lymphatische Leukämie durch 1,3-Butadien beim Nachweis der Einwirkung einer kumulativen Dosis von mindestens 180 Butadien-Jahren (ppm x Jahre)
1321	Schleimhautveränderungen, Krebs oder andere Neubildungen der Harnwege durch polyzyklische aromatische Kohlenwasserstoffe bei Nachweis der Einwirkung einer kumulativen Dosis von 80 Benzo(a)pyren-Jahren [(µg/m^3) x Jahre].

Berufskrankheit-Nr.	Krankheiten
2	**Durch physikalische Einwirkungen verursachte Krankheiten**
21	**Mechanische Einwirkungen**
2101	Erkrankungen der Sehnenscheiden oder des Sehnengleitgewebes sowie der Sehnen- oder Muskelansätze, die zur Unterlassung aller Tätigkeiten gezwungen haben, die für die Entstehung, die Verschlimmerung oder das Wiederaufleben der Krankheit ursächlich waren oder sein können
2102	Meniskusschäden nach mehrjährigen andauernden oder häufig wiederkehrenden, die Kniegelenke überdurchschnittlich belastenden Tätigkeiten
2103	Erkrankungen durch Erschütterung bei Arbeit mit Druckluftwerkzeugen oder gleichartig wirkenden Werkzeugen oder Maschinen
2104	Vibrationsbedingte Durchblutungsstörungen an den Händen
2105	Chronische Erkrankungen der Schleimbeutel durch ständigen Druck
2106	Druckschädigung der Nerven
2107	Abrissbrüche der Wirbelfortsätze
2108	Bandscheibenbedingte Erkrankungen der Lendenwirbelsäule durch langjähriges Heben oder Tragen schwerer Lasten oder durch langjährige Tätigkeiten in extremer Rumpfbeugehaltung, die zur Unterlassung aller Tätigkeiten gezwungen haben, die für die Entstehung, die Verschlimmerung oder das Wiederaufleben der Krankheit ursächlich waren oder sein können
2109	Bandscheibenbedingte Erkrankungen der Halswirbelsäule durch langjähriges Tragen schwerer Lasten auf der Schulter, die zur Unterlassung aller Tätigkeiten gezwungen haben, die für die Entstehung, die Verschlimmerung oder das Wiederaufleben der Krankheit ursächlich waren oder sein können

Berufskrankheit-Nr.	Krankheiten
2110	Bandscheibenbedingte Erkrankungen der Lendenwirbelsäule durch langjährige, vorwiegend vertikale Einwirkung von Ganzkörperschwingungen im Sitzen die zur Unterlassung aller Tätigkeiten gezwungen haben, die für die Entstehung, die Verschlimmerung oder das Wiederaufleben der Krankheit ursächlich waren oder sein können
2111	Erhöhte Zahnabrasionen durch mehrjährige quarzstaubbelastende Tätigkeit
2112	Gonarthrose durch eine Tätigkeit im Knien oder vergleichbare Kniebelastung mit einer kumulativen Einwirkungsdauer während des Arbeitslebens von mindestens 13 000 Stunden und einer Mindesteinwirkungsdauer von insgesamt einer Stunde pro Schicht
2113	Druckschädigung des Nervus medianus im Carpaltunnel (Carpaltunnel-Syndrom) durch repetitive manuelle Tätigkeiten mit Beugung und Streckung der Handgelenke, durch erhöhten Kraftaufwand der Hände oder durch Hand-Arm-Schwingungen
2114	Gefäßschädigung der Hand durch stoßartige Krafteinwirkung (Hypothenar-Hammer-Syndrom und Thenar-Hammer-Syndrom)
2115	Fokale Dystonie als Erkrankung des zentralen Nervensystems bei Instrumentalmusikern durch feinmotorische Tätigkeit hoher Intensität
22	**Druckluft**
2201	Erkrankungen durch Arbeit in Druckluft
23	**Lärm**
2301	Lärmschwerhörigkeit
24	**Strahlen**
2401	Grauer Star durch Wärmestrahlung
2402	Erkrankungen durch ionisierende Strahlen
3	**Durch Infektionserreger oder Parasiten verursachte Krankheiten sowie Tropenkrankheiten**

Berufskrankheit-Nr.	Krankheiten
3101	Infektionskrankheiten, wenn der Versicherte im Gesundheitsdienst, in der Wohlfahrtspflege oder in einem Laboratorium tätig oder durch eine andere Tätigkeit der Infektionsgefahr in ähnlichem Maße besonders ausgesetzt war
3102	Von Tieren auf Menschen übertragbare Krankheiten
3103	Wurmkrankheit der Bergleute, verursacht durch Ankylostoma duodenale oder Strongyloides stercoralis
3104	Tropenkrankheiten, Fleckfieber
4	**Erkrankungen der Atemwege und der Lungen, des Rippenfells und Bauchfells**
41	**Erkrankungen durch anorganische Stäube**
4101	Quarzstaublungenerkrankung (Silikose)
4102	Quarzstaublungenerkrankung in Verbindung mit aktiver Lungentuberkulose (Siliko-Tuberkulose)
4103	Asbeststaublungenerkrankung (Asbestose) oder durch Asbeststaub verursachte Erkrankung der Pleura
4104	Lungenkrebs oder Kehlkopfkrebs oder Eierstockkrebs in Verbindung mit Asbeststaublungenerkrankung (Asbestose) oder mit durch Asbeststaub verursachter Erkrankung der Pleura oder bei Nachweis der Einwirkung einer kumulativen Asbestfaserstaubdosis am Arbeitsplatz von mindestens 25 Faserjahren $\{25 \times 10^6 [(Fasern/m^3) \times Jahre]\}$
4105	Durch Asbest verursachtes Mesotheliom des Rippenfells, des Bauchfells oder des Perikards
4106	Erkrankungen der tieferen Atemwege und der Lungen durch Aluminium oder seine Verbindungen
4107	Erkrankungen an Lungenfibrose durch Metallstäube bei der Herstellung oder Verarbeitung von Hartmetallen
4108	Erkrankungen der tieferen Atemwege und der Lungen durch Thomasmehl (Thomasphosphat)
4109	Bösartige Neubildungen der Atemwege und der Lungen durch Nickel oder seine Verbindungen

Berufskrank-heit-Nr.	Krankheiten
4110	Bösartige Neubildungen der Atemwege und der Lungen durch Kokereirohgase
4111	Chronische obstruktive Bronchitis oder Emphysem von Bergleuten unter Tage im Steinkohlebergbau bei Nachweis der Einwirkung einer kumulativen Dosis von in der Regel 100 Feinstaubjahren [(mg/m^3) × Jahre]
4112	Lungenkrebs durch die Einwirkung von kristallinem Siliziumdioxid (SiO_2) bei nachgewiesener Quarzstaublungenerkrankung (Silikose oder Siliko-Tuberkulose)
4113	Lungenkrebs oder Kehlkopfkrebs durch polyzyklische aromatische Kohlenwasserstoffe bei Nachweis der Einwirkung einer kumulativen Dosis von mindestens 100 Benzo[a]pyren-Jahren [(µg/m^3) x Jahre]
4114	Lungenkrebs durch das Zusammenwirken von Asbestfaserstaub und polyzyklischen aromatischen Kohlenwasserstoffen bei Nachweis der Einwirkung einer kumulativen Dosis, die einer Verursachungswahrscheinlichkeit von mindestens 50 Prozent nach der Anlage zu dieser Berufskrankheit entspricht
4115	Lungenfibrose durch extreme und langjährige Einwirkung von Schweißrauchen und Schweißgasen – (Siderofibrose)
42	**Erkrankungen durch organische Stäube**
4201	Exogen-allergische Alveolitis
4202	Erkrankungen der tieferen Atemwege und der Lungen durch Rohbaumwoll-, Rohflachs- oder Rohhanfstaub (Byssinose)
4203	Adenokarzinome der Nasenhaupt- und Nasennebenhöhlen durch Stäube von Eichen- oder Buchenholz
43	**Obstruktive Atemwegserkrankungen**
4301	Durch allergisierende Stoffe verursachte obstruktive Atemwegserkrankungen (einschließlich Rhinophathie), die zur Unterlassung aller Tätigkeiten gezwungen haben, die für die Entstehung, die Verschlimmerung oder das Wiederaufleben der Krankheit ursächlich waren oder sein können

Berufskrankheit-Nr.	Krankheiten
4302	Durch chemisch-irritativ oder toxisch wirkende Stoffe verursachte obstruktive Atemwegserkrankungen, die zur Unterlassung aller Tätigkeiten gezwungen haben, die für die Entstehung, die Verschlimmerung oder das Wiederaufleben der Krankheit ursächlich waren oder sein können
5	**Hautkrankheiten**
5101	Schwere oder wiederholt rückfällige Hauterkrankungen, die zur Unterlassung aller Tätigkeiten gezwungen haben, die für die Entstehung, die Verschlimmerung oder das Wiederaufleben der Krankheit ursächlich waren oder sein können
5102	Hautkrebs oder zur Krebsbildung neigende Hautveränderungen durch Ruß, Rohparaffin, Teer, Anthracen, Pech oder ähnliche Stoffe
5103	Plattenepithelkarzinome oder multiple aktinische Keratosen der Haut durch natürliche UV-Strahlung
6	**Krankheiten sonstiger Ursache**
6101	Augenzittern der Bergleute

1 Zu den Nummern 1101 bis 1110, 1201 und 1202, 1303 bis 1309 u. 1315: ausgenommen sind Hauterkrankungen. Diese gelten als Krankheiten im Sinne dieser Anlage zur BKV nur insoweit, als sie Erscheinungen einer Allgemeinerkrankung sind, die durch Aufnahme der schädigenden Stoffe in den Körper verursacht werden, oder gemäß Nummer 5101 zu entschädigen sind.

6.2 „Mustergutachten“ (aktualisiert und ergänzt nach Nowak, in Lorenz und Bals 2015)

6.2.1 Allgemeine Hinweise zur Vorbereitung und zu Formalien

Jeder Gutachten-Patient sollte vorab folgende Erklärung unterschreiben: *„Ich, …, geb.: …, erkläre mich hiermit einverstanden, dass Herr Prof. Dr. med. Alois Allwissend bzw. ein von ihm beauftragter Arzt berechtigt ist, alle für meine Begutachtung ärztlich als erforderlich angesehenen Untersuchungen beizuziehen.*

Sollten bei der gutachterlichen Untersuchung auffällige Befunde erhoben werden, bin ich mit einer Benachrichtigung meines Hausarztes bzw. meines Facharztes einverstanden.

Ich bin außerdem damit einverstanden, dass Herr Prof. Dr. med. Alois Allwissend über den Verlauf meines Verfahrens informiert werden kann.

Ich erteile hiermit die jederzeit widerrufliche Einwilligung, dass sich Herr Prof. Dr. med. Alois Allwissend bei der Vorbereitung des Gutachtens, d. h. bei

- *Sichtung des Akteninhalts,*
- *Vorbereitung der Anamnese-Erhebung,*
- *Erstellung eines Beurteilungsentwurfs*

durch ………………………………………………………………………
……………………………

vorbereitend zuarbeiten lässt.

Die voll umfängliche Verantwortung für das Gutachten liegt bei Herrn Prof. Dr. med. Alois Allwissend.

Ich erteile hiermit die jederzeit widerrufliche Einwilligung, dass Herr Prof. Dr. med. Alois Allwissend die zur Abrechnung erforderlichen wesentlichen Daten der Behandlung, insbesondere solche aus der Patientenkartei (Name, Geburtsdatum, Anschrift, Krankenversicherung, Befunde, Behandlungsverläufe), auch soweit es sich dabei um „besondere Arten personenbezogener Daten“ i. S. v. § 3 Abs. 9 des Bundesdatenschutzgesetzes (BDSG) handelt, der damit beauftragten Abrechnungsstelle, Firma xx, Adresse yy, ausschließlich zum Zwecke der Rechnungstellung und des

Inkassos zur Verfügung stellt. Insoweit entbinde ich Herrn Prof. Dr. med. Alois Allwissend ausdrücklich von seiner ärztlichen Schweigepflicht.

Sofern ich im Rahmen der gutachterlichen Untersuchungen in den Räumlichkeiten des Klinikums zz untersucht werde, erkenne ich die geltende Hausordnung und die Allgemeinen Vertragsbedingungen des Klinikums zz an.

Auf der ersten Seite des Gutachtens sollten enthalten sein:

Personalien: Briefkopf des Gutachters, Adresse des Auftraggebers, Erstellungsdatum, Betreff (Rechtsstreit/BK-Sache), Personalien des Patienten, Bezugnahme auf den Auftrag (Anschreiben vom …, Aktenzeichen), Bezeichnung des Gutachtens als (ggf. wissenschaftlich begründetes) fachärztliches Gutachten, einleitender Satz: *„Auf Veranlassung des (Auftraggeber) erstatte ich im Folgenden in der oben angeführten BK-Sache/im oben angeführten Rechtsstreit über den als Bäckermeister tätigen Herrn …, geb. am …, wohnhaft …, ein (ggf. ausführliches, schriftliches, wissenschaftlich begründetes) Fachgutachten.“*

Aufführung der zu Grunde liegenden Unterlagen: Genaue Nennung von Art und Anzahl der zugrunde liegenden Akten und der vom Patienten mitgebrachten Unterlagen, inklusive Röntgenaufnahmen/CT-Aufnahmen/Kernspintomogramme (jeweils Organe nennen, jeweils mit Datum).

Aufführung der vorliegenden Ergebnisse klinisch ambulanter Untersuchungen mit Datum, Ort und untersuchender Personen.

Hinweis: Aktenauszüge sollen straff und fokussiert formuliert sein, keine weitschweifigen Auslassungen über für die anhängige Fragestellung irrelevante Begleiterkrankungen; lediglich kurze Nennung derselben mit Nennung der jeweiligen Akte und Seitenangabe.

Machen Sie einen *Hinweis*, dass sich das Fachgutachten auf die wissenschaftlich anerkannte Literatur stützt.

Bezug auf die richtigen Seitenzahlen. Wichtig: Hinter Aktenauszüge gehören Angaben, wo sie stehen (Anfangs- und Endseite, bei mehreren aktenführenden Stellen stets Nennung, ob BG-, SG-, LSG- oder um welche Akte es geht).

Konkrete Formulierung der Fragestellung. Wichtig: Alle Fragen sollten so wie im Auftragsschreiben formuliert wiedergegeben werden, auch wenn dieses von einigen Auftraggebern ausdrücklich nicht gewünscht wird. Es macht Jahre später ungeahnte Schwierigkeiten, wenn in den Antworten nur „ja“ oder „nein“ steht und nicht erkennbar ist, welche Frage hiermit beantwortet wurde.

Eventuell formaler Anlass des BK-Verfahrens: Falls Anzeige über Vorliegen einer BK gestellt wurde.

6.2.2 Darstellung des Erkrankungsverlaufs

Chronologische Darstellung:

Wichtig ist die chronologische Darstellung der angezeigten Erkrankung(en) unter Berücksichtigung von Vorgutachten und Ergebnissen ambulanter und stationärer Untersuchungen in zusammenhängenden Sätzen oder gut gegliedert stichwortartig jeweils mit Aktenbezug.

Handelt es sich um mehrere, voneinander unabhängige Krankheitsbilder, diese – jedes für sich – getrennt chronologisch aufarbeiten.

Zitieren von Diagnosen: Wenn Diagnosen zitiert werden, muss erkenntlich sein, auf welcher Befunderhebung und auf welchen apparativen Zusatzuntersuchungen diese beruhen.

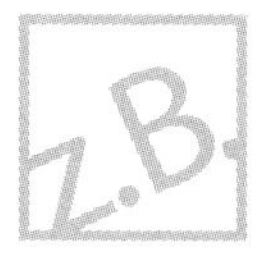

Beispiel: Nicht schreiben *„Herr Dr. XY in Musterhausen diagnostizierte ein Asthma bronchiale“*, sondern es muss Bezug genommen werden auf die Grundlagen dieser Diagnose (Anamnese, Peak-Flow-Messungen, Spirometrie, Ganzkörperplethysmografie vor/nach Arbeitsexposition, mit/ohne Therapie, unspezifische/spezifische Provokationstestungen, etc.). Sonst können (evtl. falsche) Annahmen früher behandelnder Ärzte nie mehr tatsächlichen Sachverhalten/ Messwerten zugeordnet werden.

6.2.3 Prüfen und Aufführen betrieblicher und technischer Angaben

Chronologische Darstellung betrieblicher Angaben über Arbeitszeiten und mögliche Einwirkungen.

Darstellung der Ermittlungsergebnisse des Technischen Aufsichtsdienstes (TAD)/Präventionsdienstes des Unfallversicherungsträgers:

Unter anderem Expositionszeiten, Messergebnisse, ggf. Expositionsabschätzung mit Aktenbezug. Bezugnahme auf die bei der anhängigen Fragestellung relevanten aktenkundigen Sicherheitsdatenblätter, ggf. mit qualitativer und quantitativer Angabe der chemischen Zusammensetzungen.

6.2.4 Angaben des Versicherten über Beschwerden und von ihm vermutete Zusammenhänge mit seiner beruflichen Tätigkeit

Familienanamnese (kurz): Vornehmlich bezogen auf die zu beurteilende Erkrankung.

Berufsanamnese (sehr ausführlich):
Beispiel: *Nach dem Volksschulabschluss im Jahre 1990 habe Herr Mustermann zunächst im elterlichen Betrieb eine landwirtschaftliche Lehre absolviert. Dort seien etwa 50 Milchkühe, 10 Mastbullen und etwa 100 Mastschweine gehalten worden. Im Jahr 1992 habe er die Gesellenprüfung abgelegt. Von April 1993 bis September 1994 habe er Wehrdienst geleistet und sei beim Marinebataillon in Musterstadt ganz überwiegend in der Schreibstube eingesetzt gewesen. Anschließend habe er als Landwirt in einem Betrieb in Musterdorf gearbeitet. Hierbei handelte es sich um einen reinen Ackerbaubetrieb. Zu seinen Aufgaben gehörte es* ... Hier erfolgt evtl. die Schilderung des normalen Tagesablaufs (ggf. zu verschiedenen Jahreszeiten).

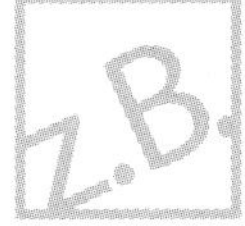

Möglichst versuchen, quantitative Angaben von den Versicherten zu erhalten (z.B. *Die Fütterungsarbeiten im Stall hätten morgens meist etwa 1 Stunde, nachmittags etwa $^1/_2$ Stunde betragen. Oder: Von 1962 bis 1968 habe Herr Mustermann im Lager der Firma Muster und Co etwa 80-mal pro Arbeitsschicht Säcke von etwa 50 kg von der Laderampe auf eine etwa 2 m hohe Stellage schaffen müssen. Oder: Für das Leeren eines 20-Tonners, welcher mit 50-kg-Säcken von Futtermittel gefüllt war, benötigte Herr Mustermann mit einem Kollegen etwa 2 Stunden*).

Und Angaben zur letzten Tätigkeit machen.

Allgemeine Anamnese (kurz):

- Gegebenenfalls Telegrammstil, sofern für die anhängige Fragestellung unerheblich.
- Relevante Kinderkrankheiten, Krankenhausaufenthalte, Unfälle

Spezielle Anamnese (ausführlich).

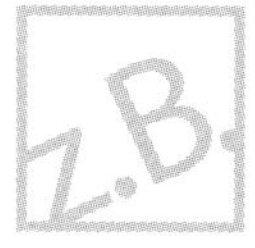

Beispiel: *Erstmals in seinem Leben habe Herr Mustermann im Jahre 1995 während des Fütterns von Schweinen arbeitsplatzbezogene Atembeschwerden in Form von Husten, Luftnot sowie pfeifenden und brummenden Atemgeräuschen bemerkt. Die Lunge sei „wie zugeschnürt“ gewesen (ggf. wörtlich zitieren, wenn Angabe relevant). An der frischen Luft hätten sich die Symptome rasch gebessert. Einen Arzt habe er wegen dieser Beschwerden nicht aufgesucht.*

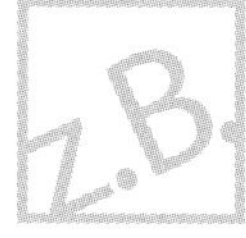

Jetzige Beschwerden: (Beispiel): *Herr Mustermann klagte über Atemnot bei geringer körperlicher Belastung (10 Treppenstufen), weiterhin über chronischen Husten …* (spontan angegebene Beschwerden entsprechend dem subjektiven Leidensdruck, ggf. systematische Darstellung weiterer auf Befragen angegebener Beschwerden, soweit relevant).

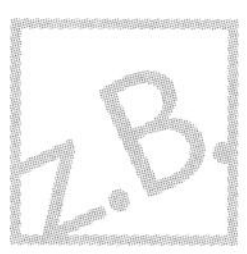

Raucheranamnese:
Beispiel: *Vom 15. bis zum 28. Lebensjahr 20 Zigaretten pro Tag, anschließend 10 Jahre Karenz, seit dem 38. Lebensjahr bis zum Untersuchungszeitpunkt 10 Zigaretten pro Tag.*

Hinweis: Nicht zwischen Lebensjahren (16. bis 21.) und Kalenderjahren (1970–1990) hin und her springen. Die Angaben zum Rauchverhalten müssen quantitativ sein und die Berechnung von Pack-years erlauben (Zahl der gerauchten Schachteln pro Tag mal Zahl der Jahre).

Alkoholanamnese: Möglichst quantitativ (nicht *„1 Bier“*, sondern *„½ Liter oder 1 Liter oder eine Maß Bier pro Tag“*).

Derzeitige Medikation:

- *Name, ggf. Indikation* als Verständnishilfe für den Sachbearbeiter, z.B. bei der BG. *Hinweis:* Darauf achten, dass ein Bezug zwischen Medikation und Vorgeschichte/Diagnosen besteht. Beispielsweise verwirrt die Angabe einer hochdosierten antidepressiven The-

rapie im Abschnitt „derzeitige Medikation", wenn in der Vorgeschichte nie von einer Depression die Rede war.
- Mengenangabe.
- Weiterhin Angaben, wann zuletzt das Medikament eingenommen wurde (besonders wichtig bei antiobstruktiven Medikamenten, auch bei antihistaminisch wirksamen Antidepressiva).

6.2.5 Klinischer Untersuchungsbefund, Laborergebnisse und Ruhe-EKG

Klinischer Untersuchungsbefund: Alter, Größe, Gewicht. Für jedes Organsystem eine kurze Beschreibung, Fokussierung auf die für die Fragestellung interessierenden Organsysteme.

Laborergebnisse: Angabe des Labors, Datum der Untersuchungen. Zur Vermeidung von Abschreibfehlern Labor-Datensatz möglichst direkt in den Text kopieren. Sehr kurze, zusammenfassende Bewertung der Laborbefunde.

Ruhe-EKG: Beschreibung inklusive Beurteilung. Bei Fragen der Rechtsherzbelastung (z.B. schweres Asthma) oder Linksherzbelastung (z.B. ausgeprägter Hypertonus) Rechts-Sokolow und Links-Sokolow ausrechnen und beurteilen.

6.2.6 Radiologische Diagnostik

Röntgenuntersuchung der Thoraxorgane in zwei Ebenen (p.-a. und linksanliegend, digitale Technik): Beschreibung und Beurteilung.

Eventuell CT-, MRT-Aufnahmen: Beschreibung und Beurteilung.

Röntgen- und CT-Aufnahmen der Nasennebenhöhlen: Beschreibung und Beurteilung.

Hinweis: Röntgenbilder, CT- und MRT-Aufnahmen immer zuerst selbständig und zunächst in Unkenntnis des vom Radiologen angefertigten Befundes beurteilen! Systematisch alle Bildstrukturen nacheinander ansehen. Die sorgfältige Betrachtung eines Röntgenbildes der Thoraxorgane darf auch bei „Routineuntersuchungen" für erfahrene Beurteiler nicht unter 3 min liegen. Es ist wichtig, in der radiologischen Befundbeschreibung ggf. auf die Fragestellung einzugehen, beispielsweise: *„Radiologische Anhaltspunkte für eine Überblähung bestehen nicht"*. Niemals den radiologischen Befundbericht unbesehen übernehmen.

6.2.7 Lungenfunktion

Spirometrie und Ganzkörperplethysmografie: Datums- und Uhrzeitenangabe der Untersuchung, vorangegangene Medikation, Untersuchungsmethodik und Sollwerte, Ergebnisse, Beurteilung.

Diffusionskapazität: Datumsangabe, Untersuchungsmethodik und Sollwerte, Ergebnis in mmol/min/kPa, entsprechend % vom mittleren Soll, Beurteilung.

Blutgase in Ruhe: Datumsangabe, Methodik (z.B. Messung der Blutgase aus dem hyperämisierten Ohrläppchen, Blutgasanalysator der Firma XY), Sollwerte, Ergebnisse, Beurteilung.

Inhalative Provokation mit Methacholin: Datum, Methodik, Ergebnisse, Beurteilung.

Spirometrie und Ganzkörperplethysmografie unmittelbar nach Durchführung der Ergometrie sowie 10 min nach Inhalation von 2 Hub (200 µg) Berotec: Datum, Methodik, Sollwerte (aktuelle GLI oder noch alte EGKS 1993, bitte kenntlich machen, welche Sollwerte für welche Parameter), Ergebnisse, Beurteilung.

Spiroergometrie:

- Datum, Methodik (z.B. Fahrradspiroergometrie mit stufenförmig – oder rampenförmig, Protokoll nennen! – ansteigender Belastung im Sitzen; Ableitung des Belastungs-EKGs mit 6 Brust- und 4 Extremitätenelektroden; Messung der ventilatorischen Größen mit dem Oxycon-Alpha; Messung der Blutgase aus dem hyperämisierten Ohrläppchen [Kapillarblut] mit dem Blutgasanalysator; Blutdruckmessung nach Riva-Rocci), Normwerte, WHO-Mindestsollleistung (in Watt).
- Ergebnisse – systematische und standardisierte Beurteilung bzgl. Leistungsfähigkeit, pulmonalem Gasaustausch, Atemmechanik, Blutdruck, Belastungs-EKG.

6.2.8 Allergologische Untersuchungen

Hauttestungen:

Prick-Test bzw. Intrakutantest: Getestete Substanzen und Ergebnisdarstellung, Beurteilung.

Bluttests:
- *Gesamt-IgE im Serum* in IU/ml (Normbereich bis 100 IU/ml) inkl. Beurteilung.
- Bestimmung Antigen-spezifischer IgE-Antikörper im Serum inkl. Beurteilung.
- Bestimmung Antigen-spezifischer IgG-Antikörper im Serum inkl. Beurteilung.

Gesamtbeurteilung der allergologischen Untersuchungen

6.2.9 Weitere spezifische Funktionsuntersuchungen, Provokationstestungen

Jeweils mit Nennung der technischen Details und Ergebnisdarstellung, zweckmäßigerweise im Original und mit Befundung.

6.2.10 Zusammenfassung evtl. vorliegender Zusatzgutachten

6.2.11 Aufführung der Diagnosen
- Die Diagnosen werden nach Wichtigkeit geordnet und pathophysiologisch sinnvoll zusammengefasst, wobei die Diagnosen, auf die sich die Fragestellung bezieht, vorne stehen.
- Diagnosen bitte stets exakt mit Verwendung einschlägiger Stadien- und Schweregradeinteilungen, z.B. für Asthma, COPD, Herzinsuffizienz oder arterielle Verschlusskrankheit.

6.2.12 Beurteilung
- Zusammenfassung und Beurteilung der Exposition, in aller Regel unter Bezugnahme auf den TAD-Bericht.
- Kurze Zusammenfassung und Beurteilung des Verlaufs der Erkrankung.
- Darstellung der jetzigen Beschwerden.

- Kurze Zusammenfassung und Beurteilung der erhobenen Befunde unter Berücksichtigung der Beschwerden, Begründung der Diagnose.
- Abwägende, sorgfältige, ausführliche Diskussion der Zusammenhangsfrage: Hierbei völlig freie Gestaltung, keine grobschlächtige Argumentation, wie z.B. „kann nicht vorkommen“. Kritisch, sorgfältig abwägend diejenigen Argumente anführen, die *für* einen Kausalzusammenhang zwischen der einwirkenden Noxe und der angeschuldigten Erkrankung sprechen, danach diejenigen, die *dagegen* sprechen, schließlich eine Bewertung vornehmen und zu einer Schlussfolgerung kommen. Nichts verschweigen.
- Außer bei sehr einfachen Fragestellungen (z.B. asbestbedingte Pleuraveränderungen ohne MdE) wird meist in begrenztem Umfang zielgerichtet Literatur zu zitieren sein, hierbei keine Trivialitäten, sondern fallbezogen ganz gezielt Originalarbeiten, Übersichten, ggf. Kasuistiken.
- Keine weitschweifigen Erörterungen, die nicht zur Sache gehören. Die Zusammenhangsbeurteilung muss nicht nur auf wissenschaftlich hohem Niveau einwandfrei sein, sondern sie muss auch für den medizinischen Laien (Sachbearbeiter der Berufsgenossenschaft, Richter) nachvollziehbar sein. Daher ggf. kurze Ergänzung ausgefallener medizinischer Termini.
- MdE-Einschätzung

6.2.13 Beantwortung der eingangs aufgeführten Fragestellung(en)

6.2.14 Arbeitsteilung (übernommen von Drexler, Erlangen)

Die Arbeitsteilung bei der Erstellung des Gutachtens sah wie folgt aus: Nach Besprechung des Akteninhalts und des weiteren Procedere mit dem Unterzeichner wurde die Anamnese durch Frau / Herrn Dr. med. xx Facharzt für yy, erhoben, wobei ich an der Exploration beteiligt war, bis eine Meinungsbildung möglich war. Die Untersuchungen wurden gemeinsam durchgeführt und die Ergebnisse ärztlich bewertet. Durch Frau / Herrn Dr. med. xx wurde ein schriftliches Konzept erstellt, das von mir überarbeitet und anschließend durch Frau / Herrn Dr. med. xx diktiert wurde. Schließlich wurde das Gutachten von mir überprüft.

6.2.15 Zusammenfassung

6.2.16 Gegebenenfalls Literaturangaben

6.2.17 Anlage(n), z.B. Longitudinal-Lungenfunktionsbefunde, Tabellen etc.

6.3 Nützliche Internet-Links und weiterführende Literatur

Becher, St., Ludolph, E. (Hrsg.): Grundlagen der ärztlichen Begutachtung. Thieme, Stuttgart (2016)

Becker, P.: Die anzeigepflichtigen Berufskrankheiten. Verlag W. Kohlhammer, Stuttgart (2010)

Bichler, K.-H.: Das urologische Gutachten. Springer, Heidelberg, 2. Auflage (2004)

Brettel, H., Vogt, H.: Ärztliche Begutachtung im Sozialrecht. 3. Auflage, ecomed, Landsberg (2018)

Bundesministerium für Gesundheit, Versorgungsmedizinverordnung, Versorgungsmedizinische Grundsätze. https://www.bmas.de/SharedDocs/Downloads/DE/PDF-Publikationen/k710-versorgundsmed-verordnung.pdf?__blob=publicationFile

Deutsche Rentenversicherung Bund: Sozialmedizinische Begutachtung für die gesetzliche Rentenversicherung. Springer, Heidelberg, 7. Auflage (2011)

Deutsche Gesetzliche Unfallversicherung (DGUV); Berufskrankheitenrecht 2016: Probleme – Herausforderungen – Lösungen (2016)

Dörfler, H., Eisenmenger, W., Lippert, H.-D., Wandl, U.: Medizinische Gutachten. Springer, Heidelberg, 2. Auflage (2015)

Erfahrungen mit der Anwendung von § 9 Abs. 2 SGB VII (6. Erfahrungsbericht): http://publikationen.dguv.de/dguv/pdf/10002/erfahr.pdf

Feldmann, H., Brusis, T.: Das Gutachten des Hals-Nasen-Ohren-Arztes. Thieme, Stuttgart, 7. Auflage (2012)

Fritze, E., Mehrhoff, F.H. (Hrsg.): Die ärztliche Begutachtung: Rechtsfragen, Funktionsprüfungen, Beurteilungen. Springer, Heidelberg, 8. Auflage (2012)

Gefahrstoffdatenbank der Berufsgenossenschaft der Chemischen Industrie : www.gischem.de

Gestis-Stoffdatenbank: http://www.dguv.de/ifa/GESTIS/GESTIS-Stoffdatenbank/index.jsp

Gieretz, H.G.: Begutachtung in der Kardiologie. ecomed, Landsberg (2010)

Hausotter, W.: Neurologische Begutachtung. Einführung und praktischer Leitfaden. Schattauer, Stuttgart, 2. Auflage (2006)

Hausotter, W.: Begutachtung somatoformer und funktioneller Störungen. Elsevier Urban & Fischer, München, 3. Auflage (2013)

Kater, H.: Das ärztliche Gutachten im sozialgerichtlichen Verfahren: Die schwierige Kommunikation zwischen Juristen und Medizinern. Erich Schmidt Verlag, Berlin, 2. Auflage (2011)

Lehmann, R., Ludolph, E.: Die Invalidität in der privaten Unfallversicherung. Verlag Versicherungswirtschaft, Karlsruhe, 5. Auflage (2018)

Letzel, S., Nowak, D.: Handbuch der Arbeitsmedizin. ecomed, Landsberg, Loseblattsammlung

Lorenz, J., Bals R., mit einem Beitrag von D. Nowak: Checkliste XXL Pneumologie. Thieme, Stuttgart 4. Auflage (2016)

Ludolph, E., Schürmann, J., Gaidzik, P.W.: Kursbuch der ärztlichen Begutachtung. ecomed, Landsberg, Loseblattsammlung

Ludolph. E.: Der Unfallmann, 13. Auflage, Springer Verlag Heidelberg (2013)

Mehrhoff F., Ekkernkamp, A., Wich, M. (Hrsg.): Unfallbegutachtung, 13. Auflage , Verlag de Gruyter, Berlin New York (2012)

Mehrtens, G., Brandenburg, S.: Die Berufskrankheitenverordnung. Loseblattsammlung und Kommentar. Erich Schmidt Verlag

Merkblätter zu den Berufskrankheiten, Wissenschaftliche Begründungen zu den Berufskrankheiten: www.baua.bund.de

Nedopil, N.: Forensische Psychiatrie. Klinik, Begutachtung und Behandlung zwischen Psychiatrie und Recht. Thieme, Stuttgart, 4. Auflage (2012)

Neu, J., Petersen D., Schellmann, W.-D. (Hrsg.): Arzthaftung/Arztfehler; Orthopädie Unfallchirurgie. Steinkopff, Darmstadt (2001)

Nienhaus, A., Brandenburg, S., Teschler, H.: Tuberkulose als Berufskrankheit: Ein Leitfaden zur Begutachtung und Vorsorge. ecomed, Landsberg, 4. Auflage (2017)

Nowak, D.: Arbeitsmedizin, klinische Umweltmedizin. Elsevier, München, 2. Auflage (2010)

Nowak, D., Kroidl, R.F.: Bewertung und Begutachtung in der Pneumologie. Empfehlungen der Deutschen Gesellschaft für Pneumologie und der Deutschen Atemwegsliga. Thieme, Stuttgart, 3. Auflage (2009)

Nowak, D., Ochmann, U.: Essentials Arbeitsmedizin. Elsevier München (2018)

Schiltenwolf, M., Grosser, V., Thomann, K.-D. (Hrsg.): Berufskrankheit Gonarthrose (BK 2112). Referenz Verlag, Frankfurt (2012)

Schiltenwolf, M., Hollo, D. (Hrsg.): Begutachtung der Haltungs- und Bewegungsorgane. Thieme, Stuttgart, 6. Auflage (2013)

Schiltenwolf, M., Schwarz, M. (Hrsg.): Lexikon – Begutachtung in der Medizin. Springer, Heidelberg (2013)

Schönberger, A., Mehrtens, G., Valentin, H.: Arbeitsunfall und Berufskrankheit. Erich Schmidt Verlag, 9. Auflage (2017)

Spallek, M., Kuhn, W.: Funktionsorientierte körperliche Untersuchungssystematik: Die fokus-Methode zur Beurteilung des Bewegungsapparates in der Arbeits- und Allgemeinmedizin. ecomed, Landsberg (2009)

Stegers, C.-M., Hansis, M. L., Alberts, M. A., Scheuch, S.: Sachverständigenbeweis im Arzthaftungsrecht. C. F. Müller, Heidelberg, 2. Auflage (2008)

Sturm, W.: Aufgaben und Strategien neuropsychologischer Diagnostik. In: Sturm, W., Herrmann, M., Münte, T.F. (Hrsg.): Lehrbuch der Klinischen Neuropsychologie. Springer Spektrum, Heidelberg, 2. Auflage (2009)

Thomann, K.-D., Jung, D., Letzel, S.: Schwerbehindertenrecht – Begutachtung und Praxis. Steinkopff, Darmstadt (2006)

Thomann, K.-D., Schröter, F., Grosser, V. (Hrsg.): Orthopädisch-unfallchirurgische Begutachtung – Praxis der klinischen Begutachtung. Elsevier, München, 2. Auflage (2013)

Triebig, G., Kentner, M., Schiele, R. (Hrsg.): Arbeitsmedizin – Theorie und Praxis. Gentner, Stuttgart, 4. Auflage (2014)

Venzlaff, U., Foerster, K.: Psychiatrische Begutachtung. Ein praktisches Handbuch für Ärzte und Juristen. (Hrsg. Dreßing, H., Habermeyer, E.), Elsevier, München, 6. Auflage (2015)

Weise, K., Schiltenwolf, M.: Grundkurs orthopädisch-unfallchirurgische Begutachtung. Springer, Heidelberg, 2. Auflage (2014)

Widder, B., Gaidzik, P.W. (Hrsg.): Neurowissenschaftliche Begutachtung. Thieme, Stuttgart, 3. Auflage (2018)

6.4 Stichwortverzeichnis